U0336471

元气满满的
身体不生病

〔日〕**大久保爱** 著

刘雨桐 译

河北科学技术出版社
·石家庄·

1 週間に 1 つずつ 体がバテない食薬習慣
1 SYUKAN NI HITOTSUZUTSU KARADA GA BATENAI SYOKUYAKUSYUKAN
Copyright © 2021 by AI OKUBO
Illustrations © by Toshinori Yonemura
Original Japanese edition published by Discover 21, Inc., Tokyo, Japan
Simplified Chinese published by arrangement with Discover 21, Inc. through Rightol Media Limited.

版权登记号：03-2023-118

图书在版编目（CIP）数据

元气满满的身体不生病 ／（日）大久保爱著 ；刘雨桐译 . -- 石家庄 ：河北科学技术出版社，2025．2．
ISBN 978-7-5717-2179-4

Ⅰ．R247.1

中国国家版本馆CIP数据核字第20240VS451号

元气满满的身体不生病
YUANQI MANMAN DE SHENTI BU SHENGBING　[日]大久保爱　著　刘雨桐　译

责任编辑：李蔚蔚　徐艳硕		经　销：全国新华书店	
责任校对：李　虎		开　本：880mm×1230mm　1/32	
美术编辑：张　帆		印　张：7.75	
封面设计：青空阿鬼		字　数：120千字	
版式设计：任尚洁		版　次：2025年2月第1版	
出　　版：河北科学技术出版社		印　次：2025年2月第1次印刷	
地　　址：石家庄市友谊北大街330号（邮编：050061）		书　号：978-7-5717-2179-4	
印　　刷：凯德印刷（天津）有限公司			
定　　价：52.80元			

前言

亲爱的读者，你健康吗？

非常希望你能笑容满面地回答："健康！"但拿起这本书的你，也许正苦于某些健康问题吧？例如身体沉重、肌肉酸痛、头痛难耐等。

"健康"到底是怎样的状态呢？

实际上，"健康"并不是"没有疾病"，而是"没有疾病，也没有不适"的状态。

如果以这样的标准来判断，恐怕身体处于不健康状态的日子远比我们预想的要多。

你有没有以下症状？

☐ 肩膀酸痛或头痛

☐ 容易浮肿

☐ 眼睛易疲劳

☐ 有时体味重或口臭严重

☐ 耳鸣

☐ 容易长痘

☐ 腿抽筋

□ 腹胀或便秘
□ 尿频
□ 腰痛

有没有随着气候或季节的变化，出现以下症状？
□ 每次换季都会感冒
□ 低气压的日子里感觉头痛
□ 天气寒冷时患膀胱炎或感觉腰痛
□ 秋季脱发增加
□ 炎热的季节腿容易抽筋

这些症状并没有严重到需要专程去看医生，却让人痛苦不堪。它们总是困扰着我们，不断加剧身体的疲劳感。所以，我们需要对自己的身体有一定的了解，清楚自己对哪些事物不耐受、哪些时候容易出现不适。

还没向您介绍，我是一位中医咨询师，每年向超过2000名患者提供健康咨询。本书的同系列作品《元气满满的精神不疲劳》主要聚焦心理问题，旨在帮助心理疲惫不堪，甚至出现轻微抑郁症状的读者。当然，心理和身体是互相关联的，实践《元气满满的精神不疲劳》中介绍的方法也可以保养身体。本书会进一步阐明造成身体不适的内在原因，并介绍相应的食疗方案。

中医认为，促使身体与内心健康运行的必要因素是"气""血""水"。在《元气满满的精神不疲劳》中，主要介绍了通过"补血"来改善心理疲劳的内容。本书将详细介绍与"补气"相关的内容。

人活在世上，造成身体疲劳的原因数不胜数。几十年来，人类的生活方式发生了翻天覆地的变化。文明高度发展，信息量激增，眼前充斥的各种信息让我们没有休息的时间，眼睛受到的刺激也越来越强烈。

越来越便捷的出行方式让人类的运动量越来越小。同时，食物的种类越来越丰富，大气污染越来越严重，异常天气越来越频繁，甚至

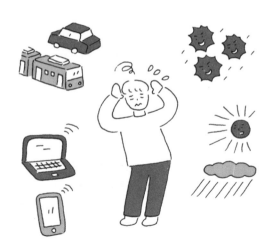

出现了曾经不存在的病毒。虽然我们生活的环境在变化，但人类与生俱来的身体机能却从未发生任何变化。因此，正常的生活也会给身体带来负担，让我们频繁感到不适。

有一种预防心理疲劳的方法，那就是改善生活习惯。要想健康地生活，必须调整基础的饮食、睡眠、运动习惯。

我们也许很难改变运动和睡眠习惯。突然开始运动并非易事；即便能保证睡眠时长，也很难控制睡眠质量。

但是，我们每天都可以在饮食方面做出选择，挑选更健康的食物。如果一日三餐都能切实践行健康的生活方式，即便当下不能奏效，也能为未来打好健康的基础。可以说，饮食是改善身体疲劳最简单的方法。

身体和心理都元气满满，才是真正的健康。如果心情舒畅却没有随心所欲的行动力，或身体健康但终日郁郁寡欢，人总有一天会筋疲力尽，无法行动，也无法思考，而陷入痛苦的漩涡。这样一来，人生可能只是不断重复痛苦的日子。要想摆脱这样的生活，就要掌控自己的身体和心理。

如果你想始终保持高品质的生活，就要经常和自己的身体对话。为了更了解自己的身体，那就一点一滴积累健康饮食相关的知识吧！

本书以中医（自然对人的影响）、营养学、肠道保健的理论为基础，为每月、每周的生活提出适当的饮食建议。只要阅读相关内容并付诸实践，就可以掌握与身体和饮食有关的健康知识。

但是，如果仅靠阅读了解知识，很快就会遗忘。只有经过实践，才能真正地融会贯通。学习的结果也自然会体现在身体状况的明显改变上。

希望你能将本书放在手边，如果你对当天的菜单犹豫不决，可以翻阅本书，寻找答案。

健康饮食不仅对自己有益，也能惠及家人。

今天的健康饮食，会为未来的你打下坚实的健康基础，让你一直笑容灿烂、活力满满。

请翻开本书，开始食疗之旅吧！

本书的阅读方法

1 翻到当月的章节。了解当月整体的气候倾向、特殊的身体症状以及食疗方法。

2 翻到包含当天日期的当周章节。了解身体随气候变化产生的症状，对照检查自己的状态。在此基础上，了解适合本周食用的食物。尝试制作本周汤品，积极摄入本周香草与香料。

3 每周都有新的食疗方案。但是如果你感觉某一周的饮食方案可以坚持，下周继续实践也无妨。这样可以提升食疗的效果，让身体更健康！

4 良好的身体状态不仅仅与改善饮食相关。简单的运动、美容保养、中药调理、使用精油等也对身体健康大有裨益。

5 或许你会疑惑："为什么某种食物对身体好？""为什么某种食物可以缓解身体疲劳？"为了解开疑惑，建议闲暇时开始阅读本书。

目 录 Contents

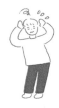

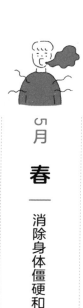
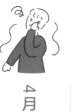

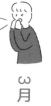

序章

为什么
身体会疲劳

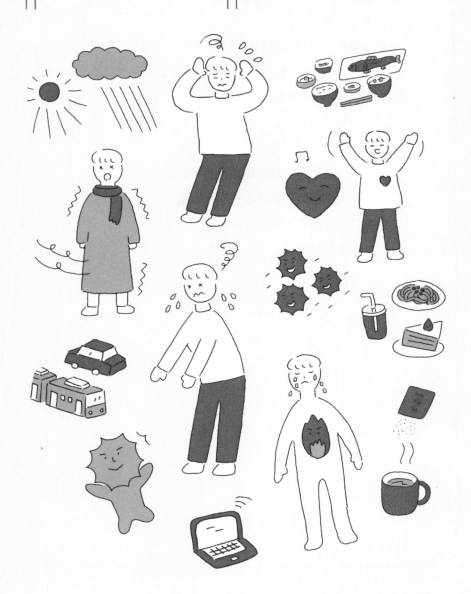

身体疲劳的四个原因

为什么我们的身体会感到疲劳呢?

去看医生时,也许你常会听到"人老了,没有办法"或者"压力太大,自律神经紊乱"等回答。听到这样的回答,你是不是很认同,认为努力也没用?

其实,身体疲劳可能是因为以下四个因素。

1.帮助身体发挥功能的线粒体营养不足。

2.体内的无用物质无法排出,引发炎症。

3.血液或淋巴循环不畅,导致体寒。

4.受自然变化的影响。

身体疲劳的原因

1

营养不足

2

炎症

3

循环不畅

4

自然变化

缓解身体疲劳的关键是线粒体

请回忆一下，你什么时候会出现身体疲劳呢？

疲劳感强烈、浑身发冷、反复患感冒的时候，是不是清楚地感觉到自己的免疫力下降了？

疲劳、免疫力下降、血液循环不畅是身体筋疲力尽时最具代表性的三个症状。中医认为，这表示气血运行不畅。气血是活力的源泉，是身体的保护伞，也是活动身体的力量。这些症状其实都与制造能量的器官——线粒体功能低下有关。

可能有人看到原因1，会感到疑惑。也许你会想："我营养充足得该减肥了。""每天三顿饭都按时吃了，零食吃得也不少，营养肯定不会不足。"

其实，这里所说的"营养"与大家的理解略有不同。

我们从饮食中摄取的营养成分会随着血液运输至全身的细胞，被细胞内的线粒体转化为能量，供身体活动。

每个细胞中都有成百上千个线粒体，线粒体的总重量约占人体重量的10%。如果营养不良，全身的线粒体就无法充分发挥作用，身体会因缺少能量而疲惫不堪。

对线粒体来说，必不可少的营养物质是蛋白质、铁、镁和B族维生素。哪怕一日三餐都不落，只要这些营养物质摄入不足，就会营养不良。

要想保持线粒体的活性，保持空腹的状态非常重要。有些人总是吃得过饱，认为只要是对身体有好处的食物就可以尽情地吃，这样的想法需要格外警惕。

如果线粒体因以上原因而无法保持健康，细胞就无法正常地发挥作用，从而导致能量不足，身体发冷，免疫力下降。

身体各个部位的线粒体功能低下的表现各不相同。例如肝表现为解毒功能变弱，卵巢表现为不孕症，肠道表现为免疫力低下等。

线粒体产生能量时，还会产生一种具有强氧化性的活性氧。健康的身体具备清除体内活性氧的能力，因此不必担心。

但是，线粒体功能低下时，会产生大量活性氧。

过量的活性氧会在体内引发炎症。例如，血管发生炎症表现为动脉硬化；肝发生炎症会引发肝炎，甚至导致生活习惯病、过敏等多种疾病。

接下来要介绍的是原因2：体内的无用物质无法排出，引发炎症。

其实，对身体无用的物质就是有害物质。

造成肠道环境紊乱的原因有很多，例如吃过量的面包或拉面等小麦制品、吃含大量砂糖或甜味剂的食品、摄入过量的酒精、长期使用抗生素或类固醇类药物、体内重金属堆积等。肠道环境紊乱使一种名为"念珠菌"的真菌大量繁殖。念珠菌代谢产生的毒素会使线粒体功能下降。

同时，肠道原有的过滤能力受影响，无法正常地吸收营养、排出无用物质。这种疾病被称为肠漏综合征。这种疾病不仅会让营养吸收率降低，还会让身体吸收一些本不该吸收的有害物质。

一般来说，肝能够解毒，但如果肝无法及时处理肠道吸收的有害物质，它们就会随着血液流向全身，堆积在体内的各个部位。这些被送往全身的有害物质会在不久后成为引发炎症的原因。

此外，如果血液循环不畅，深度体温（肛温）降到37摄氏度以下，也会影响线粒体的功能。这就是原因3所说的血液或淋巴循环不畅，导致体寒。

血液循环不畅时，线粒体无法获得充足的氧气和营养物质。淋巴循环不畅时，会使无用物质堆积在体内。这就是血液循环和体温影响线粒体功能的根本原因。

总而言之，身体疲劳的深层原因是线粒体功能低下。要想恢复活力与健康，就要注意以下三点。

1.摄入充足的营养，使其成为保持线粒体活性的原料。

2.改善体内环境，帮助线粒体发挥作用。

3.防止线粒体功能被影响。

同时，不要忘记季节变化也会对健康产生影响。

线粒体功能低下的原因以及与身体不适的关系

❶ 营养不良和活性氧增加

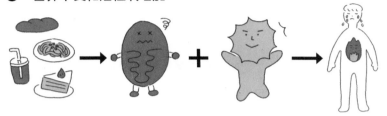

饮食习惯紊乱　　　　线粒体功能低下，　　　活性氧增加　　　　引发炎症
　　　　　　　　　　能量不足

❷ 无用物质堆积在体内

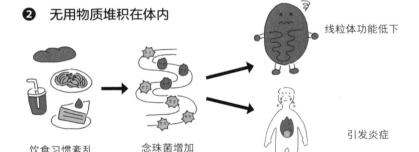

　　　　　　　　　　　　　　　　　　　　　　　　　　　线粒体功能低下

饮食习惯紊乱　　　　念珠菌增加　　　　　　　　　　　　引发炎症

❸ 血液循环不畅

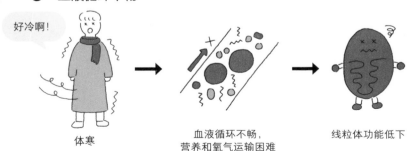

好冷啊！

体寒　　　　　　　　血液循环不畅，　　　　线粒体功能低下
　　　　　　　　　　营养和氧气运输困难

线粒体功能低下会造成肾上腺疲劳

　　线粒体产生的能量是人体最主要的能量来源，能量不足时，肾上腺会起辅助作用。

　　简单地说，肾上腺就像一台引擎，帮助我们在早晨神清气爽地开启一天的生活。如果线粒体持续能量不足，肾上腺就得马不停蹄地工作。这时人会感觉非常疲劳，具体表现为早晨起床困难，下午萎靡不振，晚上精神亢奋，难以集中注意力。

　　肾上腺疲劳还有另一个原因。那就是摄入了过量的面包、面食等含精制糖的食品。当血糖急剧升高时，为了抑制血糖升高，身体会分泌大量胰岛素。肾上腺正是分泌胰岛素的器官，分泌大量胰岛素时，肾上腺负担加重，疲惫不堪。另外，多余的糖分在体内堆积，会形成名为AGEs（晚期糖基化终末产物）的有害物质。这正是体内出现炎症、患生活习惯病和衰老的原因。

减少端粒浪费，养成长寿体质

你有没有听过"端粒"这个词？

线粒体的功能与端粒有非常密切的关系。

人体内有许多个细胞在反复发生分裂。端粒是真核细胞染色体两端由特定的重复 DNA 序列构成的结构。它决定细胞老化的速度，能够保护遗传信息，控制细胞分裂周期。

每种生物细胞分裂的次数都是有限的。虽然分裂次数因细胞种类的不同而异，但一旦分裂停止，细胞就会老化并死亡。人的细胞大约可以分裂 50 次，兔子的细胞约为 20 次，马的细胞约为 30 次。有些生物比平均水平衰老得更快，有些生物因含有较多能延长端粒的端粒酶，始终保持年轻的状态。

人类刚出生的时候，端粒中的碱基对为 1 万 ~ 1.5 万个。随着细胞分裂次数的增加，端粒会逐渐缩短，碱基对平均每年减少 50 ~ 100 个。受疾病和压力的影响，端粒缩短的速度加快，当碱基对的数量下降至 5000 个左右时，人类就会走向生命的终点。

免疫力低下或患病时，为了补充死亡的细胞，身体会消耗端粒，加快分裂速度。患糖尿病等生活习惯病，或压力较大的情况下，活性氧大幅增加，端粒随之缩短。另外，如果日常饮食不均衡，有暴饮暴食或挑食等不良习惯，身体可能会发生糖化反应或氧化反应，引发炎症。这种情况也会使端粒缩短，引起细胞老化，进而发展为糖尿病、心脏病、脑部疾病、风湿、肝炎等各种疾病。决定细胞分裂次数的端粒缩短时，染色体就会变得不稳定，容易发生细胞变异，这与癌症等疾病息息相关。

端粒缩短后不稳定性增强，不仅影响线粒体发挥功能，而且可能造成线粒体数量减少。

为了健康地享受人生，我们必须保障线粒体的活性，防止端粒浪费。至于如何降低端粒消耗的速度，取决于我们自己。

要想保护端粒，防止无意义的消耗，就必须激活"长寿基因"（sirtuin）。长寿基因的作用是清除释放过量活性氧的低质量线粒体，防止线粒体老化。

人体老化的速度25%取决于基因，剩下的75%取决于生活习惯等环境因素。实际上，不暴饮暴食，将摄入的热量减少30%，是激活长寿基因最重要的方法。适度运动和提高睡眠质量也很重要。食疗方案能够帮助你培养延缓衰老的意识和习惯，养成不易生病的健康体质。

此外，某些成分也能激活长寿基因，例如维生素B_3中的NMN（β-烟酰胺单核苷酸）、多酚类化合物白藜芦醇等。

充实精神世界，守护端粒

接下来介绍的方法能有效地保护端粒。

人在承受巨大的压力时，端粒缩短，线粒体受损，因此身体容易疲劳、生病、衰老。在身体感觉筋疲力尽时实践食疗，同时把关注点放在当下，充实精神世界，是值得推荐的好方法。

人的思维模式有"Doing"模式和"Being"模式这两种。

"Doing"模式将思维焦点放在过去和未来，不关注现在的情况。这种思维模式更关注理想的状态，因此难以保持客观，常误以为自己的想法百分之百正确。

"Being"模式则将思维焦点放在当下正在发生的经历和感觉上。这种思维模式客观、中立，不对事物进行评价，仅关注体验本身。

如果发生了不如意的事情，保持"Doing"模式会让压力大幅增加，这时就需要有意识地将思维模式调至"Being"模式。当然，认识到自己正以"Doing"模式思考也非常重要。

被端粒守护的健康身体

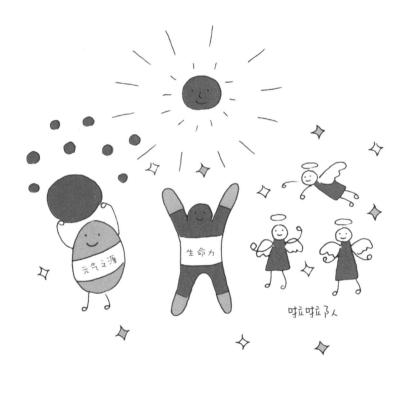

 长寿基因

 端粒

 健康的线粒体

 能量

 抗氧化酶

端粒缩短，加速衰老的身体

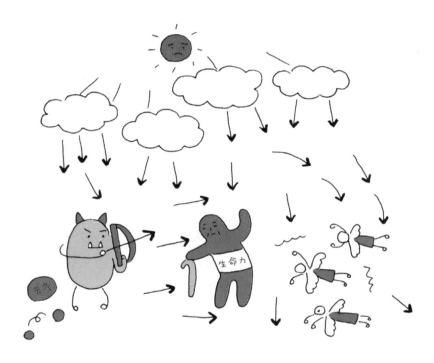

 不健康的线粒体

 坏习惯，重病

 活性氧

中医对身体疲劳的定义

在中医的观点中，是什么造成了身体疲劳呢？

中医认为，健康就是身体保持平衡的状态。

如果某个身体部位的检查结果异常，西医的治疗目标是让那个部位恢复正常。但中医认为这种异常是身体失衡造成的，需要在全身寻找疾病的根源。

中医认为，维持生命的三个必要因素是"气""血""水"。"气"是代谢、白细胞等与体力和免疫有关的因素，"血"是红细胞、神经系统等与心理有关的因素，"水"与电解质和内分泌等激素相关。当这三种元素保持平衡，人体就处于自愈力强、身心健康的状态。这种保持身体平衡的机制——"内稳态"受大脑控制。

中医还认为，只要体内的"气""血""水"保持平衡，五脏就能正常发挥功能。

一般来说，五脏指肝、心、脾、肺、肾。中医所说的"五脏"不仅指这五种脏器，还代表它们各自的作用和功能。五脏相互配合，一旦某个脏器过度工作，另一个脏器就会加以抑制。这是大脑控制的"内稳态"的表现之一。

中医常将世间万物分为五个类别，前文提到的五脏也是如此。这就是以阴阳五行为基础的思考方式。可以根据太阳与地球的位置关系、地球上方的云层与气流带来的气压变化及湿度变化等因素，将季节分为春、夏、长夏、秋、冬。"长夏"是指高温高湿的时期，例如梅雨季节、台风及暴雨等异常气候频繁的时期。

五季与五脏相互关联。春主肝、夏主心、长夏主脾、秋主肺、冬主肾。明确中医的思维方式，就能更好地理解各个季节对身体造成的影响。

为了防止身体疲劳，我们必须调整身体的阴阳平衡。缺乏"阳"时，为身体制造能量的线粒体功能低下，全身乏力，容易受凉；缺乏"阴"时，水和电解质构成的体液的平衡就会紊乱，多余的热量无法排出，腿更容易抽筋。

通过下一页中人体和季节的五行关系的示意图，可以清楚地理解季节、五脏和阴阳互相制衡的关系。

此外，中医常用"气、血、水"、五脏、"阴、阳"的平衡状态来描述身体状况。例如肝肾阴虚、脾气虚、心脾两虚、肝血虚、肺气虚、肾阳虚等。

人的身体与季节的五行关系

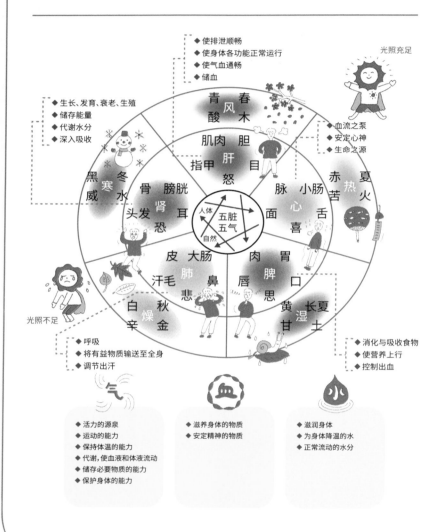

◆ 使排泄顺畅
◆ 使身体各功能正常运行
◆ 使气血通畅
◆ 储血

光照充足

◆ 生长、发育、衰老、生殖
◆ 储存能量
◆ 代谢水分
◆ 深入吸收

◆ 血流之泵
◆ 安定心神
◆ 生命之源

青 春
酸 风
木

肌肉 胆
指甲 肝 目
怒

脉 小肠 赤
面 心 舌 苦 热
喜 夏
火

黑 冬
威 寒 水

骨 膀胱
头发 肾 耳
恐

人体
五脏
五气
自然

皮 大肠
汗毛 肺 鼻
悲

肉 胃
唇 脾 口
思

黄 长夏
甘 湿
土

白 秋
辛 燥
金

光照不足

◆ 呼吸
◆ 将有益物质输送至全身
◆ 调节出汗

◆ 消化与吸收食物
◆ 使营养上行
◆ 控制出血

气

◆ 活力的源泉
◆ 运动的能力
◆ 保持体温的能力
◆ 代谢，使血液和体液流动
◆ 储存必要物质的能力
◆ 保护身体的能力

血

◆ 滋养身体的物质
◆ 安定精神的物质

小

◆ 滋润身体
◆ 为身体降温的水
◆ 正常流动的水分

人类是自然的一部分，会受自然变化的影响。这是中医理论的重要观点，也是前面提到的造成身体疲劳的第四个原因。

紫外线较强的时候，我们的身体会产生大量的活性氧。当气压或气温发生变化时，自律神经容易紊乱。

因此，在紫外线较强的春季和夏季减少活性氧，就能防止线粒体功能下降。

季节交替时，气温、气压变化比较频繁，正是自律神经容易紊乱的时期。为了帮助线粒体顺利发挥作用，必须将紊乱程度控制在最小范围内。线粒体在自律神经中枢所在的大脑中一刻不停地工作，所以在产生能量的同时也很容易产生活性氧。过量的活性氧会伤害神经细胞，让自律神经感到疲劳。因此，在气温、气压变化频繁时，要减轻大脑的负担。

另外，大脑是发出指令，调节"气、血、水"、五脏以及"阴、阳"平衡的器官。如果大脑处于疲劳状态，身体的平衡就很容易被打破。

为了让身体时刻精力充沛，元气满满，我们要有意识地关注身体与季节的关系。

季 节 与 身 体 变 化 年 表

		1月	2月	3月	4月	5月
月						
时间点		新年			新年度	黄金周
自然的变化	太阳位置的变化			春分		
	日照时间	（阴）　日照时间短		（阳）		
	低气压（静止锋）			菜种梅雨		
中医观点中身体的状态	五行理论中身体的状态	冬（肾）：腰痛、耳鸣、体寒、激素分泌紊乱		春（肝）：头晕、头痛、肩膀酸痛、体味重		
	每月身体的状态	腰痛、尿频、骨密度降低	激素紊乱、耳鸣、睡眠质量差	花粉病、温差过敏	眼睛疲劳、头痛	肌肉僵硬、体味重、口臭
脏腑辨证（中医诊断）		肾阳虚、肾气不固	肾阳虚、肾阴虚	肾阳虚、肝胆湿热	肝阴虚、肝火上炎	肝阳化风、肝气郁结
身体的问题（关键词）		骨代谢	慢性炎症	淋巴细胞和粒细胞	线粒体	肝肠循环
体内的炎症		◆阳光照射的时间和运动量减少，能使骨骼强壮的维生素D减少，成骨细胞功能下降 ◆血液循环恶化，抗利尿激素分泌受到抑制，导致尿频	◆肾上腺疲劳，血糖调节功能不佳。熬夜导致睡眠不足，疲劳感不断累积，新陈代谢变慢，记忆力减退。可能会导致抑郁症或耳鸣	◆温差和气压的变化扰乱自律神经，导致免疫系统紊乱。患花粉病等过敏性疾病 ◆免疫力差，易出现各种不适症状	◆自律神经紊乱，容易眼睛充血或头痛	◆不注意饮食，使肠道内的有害菌增加，肝脏负担加重，是体味重、口臭、痤疮、肩膀酸痛、后背僵硬、头晕、头痛等症状的原因
必需的营养物质		维生素D、钙	锌、B族维生素、维生素C、维生素D	蛋白质、铁、B族维生素、香草	铁、B族维生素、维生素C、含硫化合物的蔬菜	香料、香草、柑橘类水果
推荐食物		菌菇、鲑鱼、银杏、海带	青花鱼、黄尾鱼、牡蛎、菌菇、芝麻	动物肝脏、鸡胗、贝类、高野豆腐（冻豆腐）、欧芹、芹菜	虾、杏仁、芝麻菜、油菜花、洋葱、鸡蛋、鹌鹑蛋	柠檬、葡萄柚、罗勒、薄荷、橙子
对健康有益的行动		下蹲	在固定的时间起床	抽出时间休息	睡前1小时不使用电子产品	洗完澡进行拉伸

6月	7月	8月	9月	10月	11月	12月

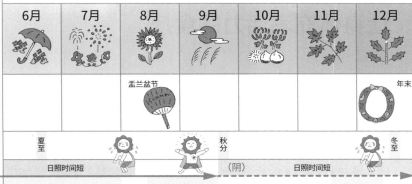

盂兰盆节　　　　　　　　　　　　　　　　　　　　　年末

夏至　　　　　　　　　　　秋分　　　　　　　　　　冬至

日照时间短　　　　　　　　（阴）　　　　　日照时间短

梅雨前线　　　　　　　秋雨前线　　　　　　山茶花梅雨

夏（心）：失眠、思考能力下降、夏乏　　　　秋（肺）：传染病、脱发、皮肤干燥、便秘　　冬（肾）：腰痛、耳鸣、体寒

长夏（脾）：皮肤问题、小腹突出、夏季感冒

6月	7月	8月	9月	10月	11月	12月
小腹突出、痤疮	夏季感冒、肌肉僵硬	思考能力下降、夏乏	咽喉不适、过敏、便秘	脱发、头发稀疏、皮肤干燥	感染病毒或细菌、免疫力差	体寒、浮肿
脾胃湿热、脾气下陷	脾气虚、心脾两虚	痰热内扰、心热	阴虚燥结、大肠湿热	肺肾俱虚、燥邪犯肺	肺肾阴虚、肺气虚	脾肾阳虚、肾虚水犯
长寿基因	电解质	活性氧	肠漏综合征	新陈代谢	口腔细菌与肠道细菌	低体温
◆梅雨季节的气压变化导致自律神经紊乱 ◆长寿基因无法发挥作用，内脏下垂，消化不良导致慢性疲劳	◆排汗导致体内矿物质不足、电解质紊乱，肌肉酸痛、激素分泌异常，头痛、产生倦怠感 ◆空调的冷气导致自律神经紊乱、失眠、肠胃功能低下	◆夏季的紫外线使身体产生过量活性氧，这是导致思考能力下降、眼睛疲劳、身体疲劳、消化不良、水分代谢不良、失眠等症状的原因	◆摄入的水分较少，出现便秘等肠道不适症状。肠道环境紊乱，易患肠漏综合征，过敏症状加重	◆昼夜温差大，导致自律神经紊乱，激素分泌失调 ◆受夏乏影响，容易脱发、头发稀疏、皮肤干燥	◆唾液分泌减少，有害菌在口腔内繁殖 ◆肠道内菌群紊乱，导致免疫力下降，对病毒的抵抗力变差，代谢能力变差	◆天气寒冷，运动的机会减少。容易浮肿、体寒、血液循环不畅、代谢能力变差 ◆驼背引起骨盆倾斜，压迫内脏，导致血液循环不畅
蛋白质、铁、助消化食物、调理肠胃的食物、含NMN的食物	B族维生素、铁、蛋白质、镁	欧米伽3脂肪酸、矿物质、维生素A、维生素C、维生素E、抗氧化作用强的蔬菜	调理肠胃的食物、B族维生素、助消化食物	矿物质、调理肠胃的食物	葱类、B族维生素、调理肠胃的食物	助消化食物、B族维生素、香料
卷心菜、白萝卜、猪肉、鸡胸肉、章鱼、生菜、蚕豆、蓝莓、花生	腰果、花椰菜、紫苏、鸡肉、牛肉、毛豆、裙带菜	鲣鱼、鱿鱼、青背鱼、猕猴桃、蓝莓、野姜、番茄	大头菜、海蕴、魔芋、芋头、米糠、纳豆、盐曲、酒糟	鸡翅、牛筋、牛蒡、红薯、黑豆、白萝卜干、糯麦、醋	薤、葱、大蒜、灰树花菌、生姜、莲藕、味增、泡菜	咖喱粉、黑胡椒、西蓝花、芽菜、鳕鱼籽、白子
不在吃饭时分心做其他事情	多喝热水或温水	每天泡澡	起床后平板支撑30秒	睡前将湿毛巾放在旁边，进行保湿	有意识地增加咀嚼次数	穿着护腿袜睡觉

让身体充满活力的食疗

阅读至此，想必你已经了解导致身体疲劳的原因了。

那么怎样才能改善呢?

要想让身体由内至外充满活力，最重要的就是多食用能够调理体质的食物，少食用会起反效果的食物，这就是"食疗"。如果身体感到疲劳，一定要试试这种方法。食疗摄入的是食物而不是药材，因此不会立刻起效，但长期坚持就可以看到不逊色于服用药物的效果。

食疗最重要的就是灵活运用中医"人与自然共生，受自然影响"的观点，充分考虑季节变化带给人体的影响。本书以中医理论为基础，结合季节变化与人体的联系，根据西医的营养学选出对应的营养物质，并按照季节挑选富含该营养物质的应季食物进行推荐。

人体内除了几十兆个细胞外，还有数量远多于细胞的细菌。它们大多存在于肠道内，我们的饮食会直接影响菌群。这些与人类共存的菌群的状态也会给人的身体和心理带来影响。肠道内的环境是否适合细菌生存，并非细菌努力的结果，而是由我们的饮食决定。所以，我们有必要将关注菌群健康的肠道调理理论与食疗结合起来。

对食疗来说必不可少的三种理论，是从宏观视角关注季节与自然的中医理论、从微观视角关注细菌的肠道调理理论，以及与此相关的营养学理论。

曾有患者问我药膳和食疗的区别是什么，其实二者并没有太大区别，它们都强调关注当下的身体状态，选择能够改善体质的食物和烹饪方法。

听到"药膳"这个词，可能很多人首先想到的是用珍贵的药材制成的特殊菜肴。确实有以药材为原料的药膳，但最重要的是在日常饮食中选择对身体有益的食物。为了不让各位读者被这种固有印象束缚，本书选择使用更广为人知的"食疗"一词。

几千年前，汤和茶就是古人日常饮食的一部分。后来，人们发现针对某种症状，一些食物搭配在一起能够发挥稳定、强大的治疗效果，于是将这种搭配作为处方代代相传。但是，效果比较强的药物如果不适合服药人的体质或身体状况，就会出现副作用，这是比较棘手的问题。所以，选择中药时，需要相关的专业知识。

食疗没有具体的配方，自由度比较高。中药的效果主要来自植物中含有的植物化学物。食疗的主要目的是补充糖质、脂质、蛋白质、矿物质、维生素、膳食纤维这六种营养物质，并且辅助植物化学物发挥作用。

食疗没有中药效果明显，但可以温和地帮助大家通过饮食实现"健康每一天"这个目标。

食疗理论

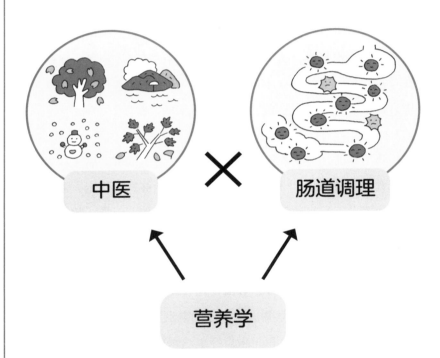

中医 × 肠道调理

营养学

能够改善身体疲劳的"气"

能够改善身体疲劳的"气"具有以下五种作用：

1.促进循环——推动

2.保持体温——温煦

3.保护身体不受外敌侵扰——防御

4.使必要的物质留存于原位——固摄

5.促进代谢——气化

充分利用以上五种作用，就能从以下三个方面改善身体疲劳：

1.缓解疲劳——气化

2.强化免疫力——温煦、防御

3.改善体质——推动、固摄

根据一年中各个时期的气候特征，缓解疲劳、强化免疫力、改善体质均有合适的时期。在这些时期充分摄入应季食物以及能有效改善疲劳的营养物质，就能高效补气，养成不易疲劳的体质。

◆ 缓解疲劳：1月、4月、8月、10月

必要的营养物质：提升线粒体活性的蛋白质、B族维生素、矿物质、助消化食物。

◆ **强化免疫力**：3月、7月、11月、12月

必要的营养物质：提升免疫力的维生素A、维生素D、调理肠胃的食物。

◆ **改善体质**：2月、5月、6月、9月

必要的营养物质：促进血液循环的欧米伽3脂肪酸、香料、作料、维生素E。

针对自己身体的弱项，在适当的时间采取适当的方法，长期坚持，就可以延缓衰老，逐渐养成强健的体质。

适合缓解疲劳、提升免疫力、改善体质的月份及营养物质

身体发出注意疲劳的警报

随着年龄增长，越来越容易疲劳的人需要提升代谢

| 必需的营养物质 | 强化月 1月、4月、8月、10月 |

· 蛋白质
人体内存在许多种由蛋白质构成的酶。这些酶可以通过消化和代谢帮助身体保持健康。

· B族维生素、矿物质
想要使体内的酶充分发挥作用，少不了辅酶和辅助因子的帮助。只有同时具备以上所有物质，酶才能顺利地发挥作用。组成这些物质的主要原料是B族维生素以及镁、铁、锌等矿物质。

· 助消化食物
人体摄入动物性蛋白质，消化系统负担加重，有时营养不能被充分吸收。这时食用助消化食物能有效减轻身体的负担。

身体发出强化免疫力的指令

季节交替时，易感冒的人需要提高抵抗力

| 必需的营养物质 | 强化月 3月、7月、11月、12月 |

· 维生素A、维生素D
维生素A与维生素D能使细胞连接紧密，从而防止有害物质入侵。此外，还能形成抗菌肽、防御素，起到对抗病毒、细菌、真菌的作用。

· 调理肠胃的食物
白细胞多数情况下承担着免疫的重任。为了维持免疫力，必须保障白细胞中的淋巴细胞与粒细胞的平衡，自律神经可以调控二者的平衡。调理肠胃的食物通过提升肠胃功能，间接调节自律神经，从而起到提高免疫力的作用。同时，70%以上的免疫细胞存在于肠道内，因此调理肠道环境也能直接强化免疫力。

身体发出改善体质的指令

常年体寒或肌肉僵硬的人需要促进血液循环

| 必需的营养物质 | 强化月 2月、5月、6月、9月 |

· 欧米伽3脂肪酸
欧米伽3脂肪酸能提升血管的柔韧性及红细胞变形性，还能促进血液循环、提升营养物质和氧气的供应能力、减轻血液不畅造成的疼痛。

· 香料、作料
99%的血管是毛细血管。血液流通不畅时，该段毛细血管就会成为"幽灵血管"。香料可以激活血管内皮细胞中的物质，使毛细血管再生，改善血液循环。

· 维生素E
能促进血液循环，具有较强的抗氧化作用。

有利于养成不易疲劳的体质的食物

①蛋白质	牛肉、鸡蛋、羊肉、黄尾鱼、蚬、虾、银鱼、竹荚鱼、鱿鱼、螃蟹、章鱼、鲑鱼、蛤蜊、扇贝、鸡肉、猪肉、鹌鹑蛋、蚕豆、鲣鱼、白子
②B族维生素	鳕鱼子、鲑鱼子、鲱鱼子、香蕉、黄豆、糙米酵素饭、燕麦、纳豆、豆腐、南瓜、猪肉、动物肝脏、牡蛎、花生、毛豆、鸡蛋、鸡胗、牛筋、鹌鹑蛋、蚕豆、鲣鱼、米糠、白子
·含NMN的食物	蚕豆、毛豆、卷心菜、西蓝花、牛油果、番茄、黄瓜、虾
③维生素C	柠檬、西蓝花、南瓜、青椒、彩椒、猕猴桃、卷心菜、草莓、莲藕、欧芹
④维生素D	青花鱼、竹荚鱼、沙丁鱼、香菇、木耳、鸡蛋、银鱼、灰树花菌、鲑鱼、动物肝脏、蟹味菇、杏鲍菇、鹌鹑蛋、鲣鱼、白子
⑤矿物质	鳕鱼籽、鲑鱼籽、鲱鱼籽、裙带菜、黄豆、牡蛎、羊肉、鹰嘴豆、牛肉、糙米酵素饭、豆腐、银鱼、花生、鱿鱼干、白萝卜干、动物肝脏、鸡蛋、猪肉、蚬、蛤蜊、虾、扇贝、秋刀鱼、小松菜、银杏、芝麻酱、杏仁、腰果、鲣鱼、米糠、黄尾鱼、黑豆、白子
·锌	牡蛎、花生、白萝卜干、墨鱼、鸡蛋、牛肉、猪肉、虾、扇贝、竹笋
·铁	动物肝脏、鸡蛋、沙丁鱼、蛤蜊、牛肉、蚬、小松菜、秋刀鱼、白萝卜干、鸡胗、牛筋、菠菜、欧芹
⑥欧米伽3脂肪酸	亚麻籽油、紫苏油、核桃、竹荚鱼、青花鱼、沙丁鱼、银鱼、黄尾鱼、奇亚籽、麻籽
⑦中链脂肪酸	椰子油、MCT油
⑧调理肠胃的食物	低聚糖、秋葵、帝王菜、纳豆、味噌、牛油果、香蕉、裙带菜、海带、苹果、橄榄油、牛蒡、白萝卜干、米曲、山药、燕麦、泡菜、盐曲、糙米酵素饭、甜酒、蟹味菇、杏鲍菇、辣椒酱、生菜、豆芽、米糠、海发菜、魔芋、米糠、芋头、酒糟、醋、薏米、红薯、薤头
⑨抗炎食物	生姜、咖喱粉、可可、芥末、丁香、花椒、胡椒、五香粉、大蒜、紫苏、肉桂、迷迭香、欧芹、薄荷、香菜、罗勒、茴香、藏红花、牛至、百里香、辣椒、香菜、小茴香、姜黄
·含硫化合物的食物	卷心菜、西蓝花、西蓝花芽、芝麻菜、小松菜、大头菜、白萝卜、大白菜、羽衣甘蓝、花椰菜、油菜花、韭菜、洋葱、薤头、大葱
·含白藜芦醇的食物	蓝莓、花生、黑葡萄、越橘、可可
·含植物化学物的食物	帝王菜、秋葵、苦瓜、芹菜、番茄、黄瓜、西葫芦、南瓜、绿豆、草莓、胡萝卜、西柚、苹果、柠檬、橙子、野姜、芦笋、黑豆、红薯、莲藕
⑩助消化食物	山药、梅干、卷心菜、白萝卜、海带、大头菜、秋葵、帝王菜

一杯热茶，一碗热汤，由内至外温暖身心

喝热气腾腾的饮品时，人常常感觉身心舒适。

这种感觉代表腹部被温暖，副交感神经开始工作。如果你总是感觉慌张、焦躁，可能是因为交感神经占据主导地位。

除了吃对健康有益的食物，喝杯热茶，喝碗热汤，让身体始终保持温暖，这样也对健康有益。

在天气寒冷、温差较大的季节或自律神经紊乱时吃冰凉的食物，身体容易着凉。体温较低的时候，交感神经开始发挥作用，这时血管收缩，血液流通不畅，导致肠胃、子宫等器官温度降低，出现消化不良、胃痛、便秘、痛经、腰痛、漏尿等症状。

身体受凉还会对肠道造成影响。小肠负责消化、吸收，保护身体不受病原菌侵扰；大肠负责吸收水分和矿物质，排出体内75%的无用物质及毒素，为多种细菌提供赖以生存的环境。

所以，肠道温度较低时，身体和心理会出现一系列不适症状，比如必需营养物质的吸收率下降、免疫力低下、无法排毒等。肠道环境紊乱还会造成皮肤粗糙、血清素分泌紊乱、情绪不稳定等问题。

你有没有以下症状或习惯？

□ 天气寒冷的时候容易腹胀、便秘或腹泻

□ 每天都喝冷饮

□ 不运动

□ 很少泡澡，大多数时候只淋浴

□ 下半身冰凉

□ 早上没有食欲

如果以上有与你的生活习惯或症状相同的选项，那么你的肠道温度可能比较低。请多喝热汤和热茶，由内至外温暖身体吧！

含多种食物的热汤效果尤其明显，因为它富含膳食纤维，能促进肠道蠕动，让身体充分地暖和起来。此外，早晨是肠道活跃的时间，喝热茶或热汤可以提升肠道功能。在热茶或热汤中添加适量肉桂、胡椒、生姜、咖喱粉等香料，效果会更加显著。加少许初榨橄榄油，能让保暖的效果更持久。

如果经常吃用100摄氏度以上的高温烹饪方式制作的食物，一种名为AGEs（晚期糖基化终末产物）的有害物质会在体内累积。蒸、煮、炖等烹饪方式不会超过100摄氏度。从减少AGEs的角度来看，热汤绝对是健康的选择。

本书会在每周的食疗计划中介绍用当周推荐食物制作的不同风味的汤和茶，请一定要尝试一下。如果你没有因体寒而困扰，可以将推荐食物替换为自己喜欢的其他食物。

温暖受凉的内脏

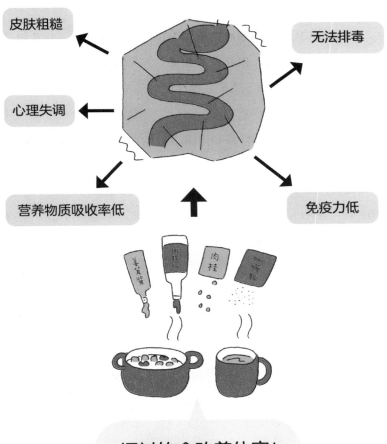

皮肤粗糙

无法排毒

心理失调

营养物质吸收率低

免疫力低

通过饮食改善体寒！

打造食疗厨房

　　身体和心理出现问题时，迫切渴望对身体健康有益的食物是人类与生俱来的本能。但在现代社会，人工制作的食品及成瘾性食品泛滥，使得人的这一本能逐渐钝化。

　　食疗可以帮助感官恢复功能，唤起对健康食物的渴望。一旦养成习惯，不仅能在选择食物时游刃有余，也能在调味时让口味恰到好处。

　　人的体液的盐分浓度为0.9%，因此人会本能地认为盐分浓度为0.8% ~ 0.9%的食物好吃。按照这个标准，一般只要尝一下就能判断咸淡。味觉紊乱时，可以测量食物的总重量，按总重量的0.8%添加食盐。

　　如果觉得麻烦，也可以记住以下比例。1人份（大约250毫升）的汤对应的标准盐分量为2克。虽然这个方法不够准确，但是非常简单，便于实践。

　　顺便一提，一碗泡面大约含6克盐。成年人的标准日均盐分摄入量为10克。因此，吃一碗泡面就会摄入日均盐分摄入量一半以上的盐分。如果你希望减少食盐摄入量，那么男性的日均摄入量可以降至7.5克以下，女性降至6.5克以下。

　　如果食物的口味太单调，可以加一些干货、发酵调料、香料、作料或者醋、柠檬汁、柚子等酸味调料，丰富口味。最后调味，不容易破坏清淡的口味。

用小火或中小火低温烹饪是最值得提倡的方法。请尝试在烹饪时尽量使用小火或中小火。60摄氏度左右能够最大限度地激发肉类和蔬菜的香味。低温烹饪不仅能充分激发食物原本的味道，还能防止烧煳。

只要花点儿心思就能提升食物的美味程度，充分满足味觉的需求。平时请尽量减少食用速食汤或方便食品。

如果你仔细阅读速食汤的配料表，就会发现有砂糖、葡萄糖、盐、调味品（氨基酸等）等成分。这些物质一旦摄入过量，就会使我们的味觉变得迟钝，导致摄入过量的盐分。

因此，我建议各位读者常备香料、干货等天然调味品。在下一页中，我列出了适合家庭常备的调味品清单。

让这些调味品帮助你在享受美味的同时，摄入植物化学物、膳食纤维、矿物质等营养物质吧！

调味的三个原则

1.原则上采取低温烹饪的方式，用小火或中小火烹饪食物。

2.将盐分量控制在食物总重量的0.8%左右。

3.如果味道清淡，用香料、作料、酸味调料、发酵调料等进行调味。

十种精选调味品

天然盐
1

用天然盐代替精制盐，推荐食用海盐。

酱油
2

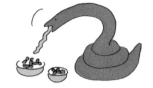

最好食用配料简单，原料仅为大豆、小麦和盐的酱油。

低聚糖
3

使用促进有益菌增殖的低聚糖增加甜味。不要使用三温糖、白砂糖、细砂糖等。

醋
4

不要选择添加酒精、色素、甜味剂的合成醋。

甜料酒
5

选择以大米或米曲为原料，不添加葡萄糖、麦芽糖、香料、色素等的甜料酒。

天然味噌
6

最好选择不添加除大豆、大米、小麦、盐、味噌曲外的任何成分的味噌。

加热用油
7

选择不易氧化的初榨橄榄油、椰子油、米糠油等。

凉拌用油
8

选择含有丰富的欧米伽3脂肪酸的亚麻籽油、紫苏油等油。

鱼酱
9

鱼露、秋田腌制鱼酱、沙丁鱼酱、石川鱼酱等可以代替速食汤包。

曲类调味品
10

代表性的曲类调味品是酱油曲和盐曲，它们能调理肠道内的菌群。

十种精选干货

虾干

1

鲜香美味、营养丰富的虾干可以用于炒菜、炖汤、做沙拉、熬粥等，丰富食物的口味。

鱿鱼干

2

富含蛋白质、维生素E和矿物质。可以代替盐，加到粥里或焖饭里食用。

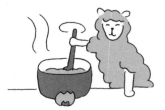

白萝卜干
3

白萝卜干浓缩了白萝卜的香味与营养。浸泡白萝卜干的水可以用来制作味噌汤或其他炖菜。

菌菇干
4

鲜香美味，富含能提高免疫力的维生素D、香菇多糖、麦角固醇等营养物质。

海带
5

让海带口感黏滑的海藻酸、褐藻糖胶可以提高免疫力。

木鱼花
6

木鱼花含有所有人体必需的氨基酸和欧米伽3脂肪酸。可以代替盐，帮助减少盐分摄入。

芝麻
7

芝麻中的芝麻素、矿物质、不饱和脂肪酸、膳食纤维具有抗氧化的作用，有助于保持年轻。

燕麦
8

燕麦含有能清理肠道的水溶性和不溶性膳食纤维，以及铁、B族维生素等营养物质。

木耳
9

木耳中维生素D、钙的含量远高于菌菇。它可以强健骨骼和牙齿，提高免疫力。

核桃
10

核桃含有欧米伽3脂肪酸、多酚、矿物质等营养物质。

十种精选香料和香草

迷迭香
1

迷迭香能增强注意力和记忆力。适合在无精打采的清晨或想要放松的时候食用。

肉桂
2

肉桂能改善体寒和血液流通不畅等症状、预防毛细血管老化、提高体温。可以在饮品中添加适量肉桂。

丁香
3

丁香能够缓解疼痛，是天然的抗菌药品。它可以提高免疫力，有助于治疗肠漏综合征。

香菜籽
4

香菜籽具有排毒、改善浮肿的作用，还能帮助身体排出重金属等有害物质。

牛至
5

牛至可以缓解消化不良，延缓衰老。干燥的牛至香气更加强烈。可用于炖菜或做沙拉。

小茴香籽
6

小茴香籽可以应对腹胀、口臭、皮肤老化等问题。可直接食用，也可以用来冲泡香草茶。

孜然
7

孜然可以预防生活方式病，也有助于减肥。

甘草
8

甘草有助于缓解早期的感冒症状和过敏症状。它含有的甘草酸苷可以抑制炎症。

车前子壳
9

车前子壳有助于治疗便秘和痔疮。它可以润肠通便，也可以解决让人担忧的胆固醇问题。

玛莎拉
10

玛莎拉由多种香料混合制成，有助于缓解各种亚健康症状。

身体出现这些信号时，就该开始食疗了

如果你感觉无法靠忍耐缓解症状，使用止痛药、抗生素、便秘药、胃药等药物的次数越来越频繁，体检报告中异常的数值越来越多，身体对气压、气温的变化越来越敏感，轻度不适频频发生，就代表现在正是进行食疗的好时候。

我们的身体是由细胞构成的。代谢、激素分泌、免疫等维持生命的一切活动，都必须依赖饮食与呼吸。

因此，要想保持身体健康，就必须关注饮食和呼吸的质量。

请回想一下，当你感到不适时，是不是放弃了对身体有益的食物，反而摄入大量甜食、冷冻食品等难以提供身体所需营养的食品呢？你有没有经常保持驼背的姿势，以浅呼吸或张口呼吸的方式玩手机或者电脑呢？长此以往，身体的自愈能力会钝化。

越是身体不适的时候，越容易因身体急懒而过上不健康的生活。如果不针对自身的健康问题做出相应的改变，身体不适会进一步恶化，并且长期反复，甚至出现多种不适症状。

即便是平时对身体的小问题不以为意的人，也会在自己或身边的人患病后意识到健康的珍贵，对自己的身体状况感到焦虑不安。

每个人都有可能突然感到不适。我们要在健康的时候为今后

可能出现的身体不适做好充足的准备，养成调理身体的好习惯。

随着时间的流逝，我们的身体会不断衰老，日常的习惯也会越来越顽固，很难立刻改变。希望现在的行动能防止今后出现重大疾病。

所以，让我们尽快开始实践食疗吧！

每月家庭常备精油与中药

以下是每月家中应该常备的精油与中药清单。

	精油	效果	中药	何时使用
1月	甜马郁兰	缓解冬季天气寒冷造成的体寒、浮肿、血液流通不畅等症状，促进血液循环，调节体温	防己黄芪汤	因新年体重增加、浮肿而烦恼时
2月	罗马洋甘菊	冬季气温频繁变化，自律神经紊乱时，可以调整激素平衡，放松身心	抑肝散加陈皮半夏	心烦意乱、自律神经紊乱、激素分泌紊乱时
3月	尤加利	缓解花粉症或感冒造成的鼻塞等不适症状	小青龙汤	患花粉症、流鼻涕、打喷嚏时
4月	薰衣草	帮助身体恢复体力，以适应环境变化。感到头痛或肩膀酸痛时也可起到镇痛作用	钩藤散	头痛、肩膀酸痛、眩晕时
5月	柠檬草	帮助放松紧绷的神经。具有镇痛作用，对肩膀酸痛、腰痛等症状也有改善效果	桂枝茯苓丸	出现肩膀酸痛、痛经等血液流通不畅造成的症状时
6月	葡萄柚	抑制食欲，促进脂肪燃烧。有抗菌、除臭的效果，可以预防体臭和痤疮	半夏白术天麻汤	因气压变化感到头痛或眩晕时
7月	香柠檬	镇定心神、提高睡眠质量、助消化	芍药甘草汤	过度出汗、腿频繁抽筋时
8月	迷迭香	让酷暑时节混沌的大脑变得清醒，提高注意力，促进血液循环	加味归脾汤	感到不安、睡眠质量差时
9月	乳香	振奋低落的情绪，缓解干燥引起的咽喉或鼻腔炎症	麻子仁丸	因身体干燥导致大便干硬或便秘时
10月	天竺葵	平衡激素和皮脂的分泌，调理皮肤状态	温清汤	出现皮肤干燥、皮肤瘙痒、湿疹等皮肤问题时
11月	茶树	能有效地转换心情，还具有抗菌、抗病毒的作用，因此也很适合用于改善感冒症状和过敏症状	麦门冬汤	咽喉干燥、咳嗽时
12月	杜松子	能促进水分和体内的无用物质排出，也能缓解腰痛、关节痛、肩膀酸痛等症状	八味地黄丸	体寒、尿频、下半身浮肿时

1月　　冬

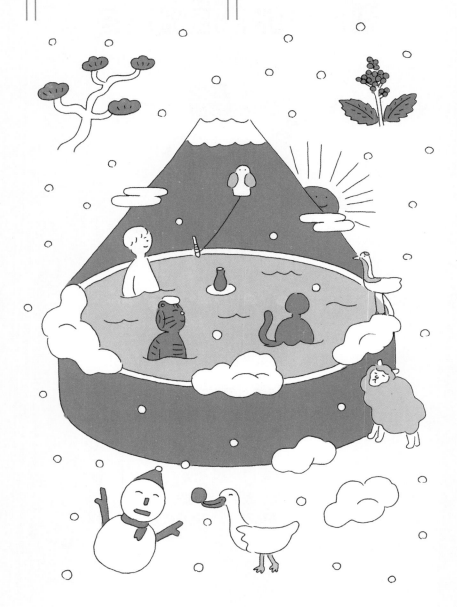

强健腰腿，温暖过冬

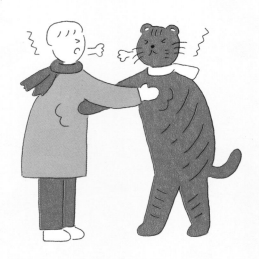

冷空气将直击腰腿！充分摄入营养物质，
来抵御腰痛、尿频、骨密度下降等症状吧！

新的一年，从为身体健康打好基础开始。
快来实践本月的食疗方案，打下健康的基础吧。

第1周　强化骨骼，强健腰腿
第2周　调整生物钟
第3周　预防尿路问题
第4周　强化骨骼，提高免疫力

沐浴阳光，合成强化骨骼的维生素D₃

一年中日照时间最短的冬至刚刚过去，本月我们能沐浴阳光的时间还非常有限。天气寒冷，再加上新年假期来临，很多人在这段时间缺乏运动。在这段运动量和沐浴阳光的时间减少的时期，人的骨骼比较脆弱。

阳光和骨骼健康有着密不可分的关系。身体在沐浴阳光时才能合成强化骨骼的维生素D_3。同时，身体在代谢维生素D_3时，能促进肠道吸收钙质，防止钙质随尿液排出。因此，维生素D_3是强健骨骼不可缺少的营养元素。为了增加沐浴阳光的时间，不如从这个月开始，每天清晨面向朝阳，说出新年的愿望吧。

实际上，冬天发生骨折的概率更高。尤其是在1月，人们缺乏运动，骨骼和肌肉功能衰退，腰腿功能也随之下降。

此外，新年往往免不了持续暴饮暴食。这时虽然摄入了大量热量，但身体反而容易缺乏蛋白质、矿物质、维生素等重要的营养物质。这时，负责分解骨骼、降低骨密度的破骨细胞非常活跃。想要强健骨骼，就必须充分地活动身体，促使成骨细胞发挥作用。

◆成骨细胞

支撑人体的骨骼有206根。这些骨骼时时刻刻都在进行新陈代谢。年轻人形成1根新骨骼的时间约为3年，老年人为5～10年。骨骼代谢必不可少的是破坏老旧骨骼的破骨细胞和形成新骨骼的成骨细胞。

此外，还需要均衡饮食，充分摄入强化骨骼的钙、镁、锌以及形成骨骼必不可少的维生素A、维生素D、维生素K等营养物质。海带、木耳、茼蒿、樱花虾、银鱼、银杏、纳豆、鸡蛋等食物是很好的选择。

补充维生素E，提高肾脏功能，改善尿频症状

你有没有发现，冬季上厕所更频繁，晚上起夜的次数也更多？之所以会在这个时期出现尿频的症状，是因为身体寒冷时，膀胱周边的肌肉血液流通不畅，导致膀胱收缩，无法充分储存尿液。这种无法充分储尿的情况被中医称为"肾气不固"。此外，体内阻碍利尿的激素因天气寒冷而减少分泌，导致尿液量多，也是尿频的原因之一。很多有尿频烦恼的人都是一旦体温降低就很难回暖的体质，这被中医称为"肾阳虚"。要想改善尿频，就要充分摄入富含维生素E的杏仁、花生、大豆制品、鱼子、菊花等食物，提高肾功能。

◆干海带的妙用

食用干海带可以强健骨骼。将干海带切成细丝，用来煮汤非常美味。

◆菊花

在日本秋田县等地区，人们常常将新鲜的菊花浸泡在醋中食用。中国也有喝菊花茶的习惯。菊花中的维生素含量非常高，用作中药可以缓解眼部疲劳和头痛。此外，菊花中的谷胱甘肽具有较强的解毒作用，绿原酸具有较强的抗氧化作用。

1月，身体发出注意疲劳的警报

疲劳感排山倒海般袭来。如有尿频、腰痛等烦恼，请注意强化"肾气"

如果你有尿频、腰痛的烦恼，请回忆一下最近是否持续睡眠不足，或者更容易疲劳？中医认为，肾功能低下时，容易出现尿频或腰痛等症状。中医所说的"肾"是指肾脏和肾上腺。肾上腺功能低下时，早晨起床时身体疲乏无力等症状尤其明显。身体会通过疲劳、疼痛、发热等各种信号警告我们身心不调。尿频、腰痛就是在告诉我们，身体易疲劳的症结在于血液流通不畅、自律神经紊乱、营养不足。

此外，"肾气"不足至"肾气虚"的程度时，除了尿频和腰痛，还会出现耳鸣、头晕、长白发、脱发、浮肿等症状。因此，这个月要注意缓解疲劳。不仅要充分摄入有利于提升肾功能的锌、铁、钙、镁等矿物质，还要补充有利于促进"气"发挥功能的蛋白质和B族维生素。

你是易腰痛体质吗?

你能做到以下动作吗?

Q : 你能在一只脚抬高10厘米的情况下站稳吗?

A : 如果你不能站稳,说明你骨盆周围的肌肉较弱,骨盆倾斜的可能性比较高。因此,你可能容易感到腰痛。闲暇时间可以多做单脚站立的练习,锻炼肌肉。

Q : 你能保持正坐的姿势向后躺倒吗?

A : 如果做不到,说明大腿前侧的肌肉比较僵硬。大腿前侧的肌肉被称为股直肌,它与骨盆直接连接,如果股直肌僵硬,骨盆就会被向前拉扯。这是造成腰痛的原因之一。泡完澡注意拉伸大腿前侧,可以预防腰痛。

坚持食疗习惯的要点

本月的关键词是"食品添加剂"。当你担心骨骼健康、腰痛症状、肾脏状态的时候，请注意体内矿物质的平衡。人体内的矿物质约占人体重量的5%。矿物质能使体液保持一定的水平，还能使骨骼、牙齿、激素和神经发挥各自的功能。磷是代表性矿物质之一。如果摄入过量的磷，会给身体带来不良的影响，例如骨密度下降、激素紊乱、肾脏负担增加等。

磷可以分为有机磷和无机磷。有机磷存在于肉类、鱼类、鸡蛋、豆类等食物中。因为吸收率只有50%，所以无须担心。无机磷存在于火腿、香肠等加工肉类以及方便食品、冷冻食品、快餐、饮料等食品的添加剂中，吸收率高达90%以上。因此，如果在新年假期过度食用加工肉类或方便食品，容易过量摄入无机磷。

今年可以试着定一个提升厨艺的小目标，帮助自己减少磷的摄入量。

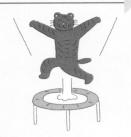

◆加工食品

加工食品有很多种类，并不是都对身体有害，最好避免食用高度加工的食品。要格外警惕含有大量糖质、盐分、脂质的食品，养成查看配料表的习惯，慢慢学会选择健康食品。

沐浴灿烂的阳光，用强健的腿
迈出新年的第一步

摄入调理肠胃、延缓衰老的食物，为健康体魄打好基础

新年伊始，让我们重新认识健康的重要性，开启美好的一年吧！请先回忆一下，这一周的饮食和生活节奏怎么样？新年假期有没有暴饮暴食或过量食用加工食品，造成"饮食疲劳"呢？

长时间待在室内的人，更容易骨骼脆弱。维生素D和维生素K可以帮助身体吸收钙、强化骨骼，是身体必不可少的营养物质。要想在体内合成维生素D和维生素K，就要经常晒太阳。

骨骼也需要新陈代谢，实际上它们在不断地经历破坏和重生。人缺乏运动时，骨硬化蛋白增加，会让生成骨骼的成骨细胞的数量减少，因此骨骼容易变得疏松、脆弱。对女性来说，50岁左右时，能强化骨骼的雌激素水平降低，骨量急剧减少。到了70岁，约70%的女性患有骨质疏松症。在中医的观点中，冬季是骨骼、腰腿最脆弱的季节，相关症状被称为"肾虚"。

本周的食疗方案介绍的食物有助于消除身体疲劳，预防因年龄增长导致的激素分泌不足，强化腰腿功能。

本周保健要点
提踵运动

提踵运动可以提高成骨细胞的活性，强化骨骼。

张开双脚，与肩同宽，站直身体。伸直膝盖，踮起脚尖，并尽可能抬高脚后跟，快速落下。重复这个动作50次。可以调整运动次数，不要给身体增加负担。

46

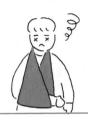

第1周
1/1 ~ 1/7

◆ 本周推荐食物 ◆

山药

　　山药含有的淀粉酶能够调理新年疲惫不堪的肠胃。它还含有薯蓣皂苷配基，其构造与形成雌激素和睾酮的原料DHEA（脱氢表雄酮）非常相似，因此具有很好的抗衰效果。**中医认为它具有滋养健体的功效。**

　　在日本的东北地区，新年有吃山药泥盖饭的习惯。山药的切口非常容易氧化，可以用保鲜膜包好，放入保鲜盒中密封保存。将山药泥分成小份，冷冻起来更耐储存。

干海带

　　干海带富含维生素K、钙和镁，这些都是强化脆弱的骨骼必不可少的营养物质。另外，干海带还含有能促进蛋白质和糖质代谢的B族维生素，以及海藻酸、褐藻糖胶等多种水溶性膳食纤维，可以调理肠道环境，提高免疫力。

本周锅物料理
菌菇山药锅

　　菌菇富含能促进钙吸收的维生素D。以用干海带熬煮的高汤为汤底，按照个人口味放入菌菇炖煮，最后浇上山药泥即可。

本周香草与香料
芥末

　　芥末很适合用于预防感冒。芥末含有的芥子油具有强效的抗菌、抗炎、抗氧化作用，可以缓解过敏症状，改善新年期间身体的轻微不适。在菌菇山药锅里加入少许芥末会更加美味。

早睡15分钟好处多多，
现在正是调整生物钟的好时机

强健的腰腿甚至会影响记忆力，
你需要补充维生素A、维生素C、维生素D、维生素E

调整新年紊乱的生物钟非常困难。如果想为了身体健康做些什么，不如尝试早睡15分钟。突然比平时早2小时入睡可能很困难，但提前15分钟入睡并不是难事。以15分钟为单位慢慢调整，就能养成好的生活习惯，逐渐调整生物钟。

早睡15分钟，第二天自然能够早起。早起学习或享受属于自己的时间是个很好的选择，也可以抓住这个难得的机会增强记忆力，早日达成自己的目标。实际上，中医认为只要提升肾功能，记忆力就会得到增强。这就需要我们晚上好好休息，缓解大脑疲劳，促进生长激素分泌。早起沐浴朝阳，增加体内的维生素D，促进钙的吸收率，提高成骨细胞的活性，骨骼就能变得更强健。由成骨细胞合成的骨钙素具有增强记忆力的功效。

本周的食疗计划建议摄入具有抗氧化作用的抗衰食物来提升大脑功能，同时摄入富含维生素D的食物，强化肾功能。

本周美容保养
保养指甲

干燥的季节里，如果为了预防感冒而频繁使用酒精消毒，指甲很容易出现分层、长出甲纵线、易断、长倒刺等问题。

这时就轮到荷荷巴油大显身手了。荷荷巴油的成分与皮脂非常相似，能温和地为指甲保湿。只要将适量荷荷巴油涂在指甲干燥的部位，用保鲜膜裹起来，等待10分钟左右，就可以轻松地保养指甲了。

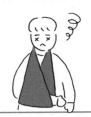

第2周
1/8 ~ 1/14

◆ 本周推荐食物 ◆

南瓜

　　南瓜含有抗氧化作用极强的维生素A、维生素C、维生素E。特别是维生素A，具有强化皮肤黏膜、预防传染病的作用。维生素A和维生素E均为脂溶性维生素，与橄榄油等油类一同食用可以提升吸收率。

　　将南瓜子煎烤至干燥状态，可以剥壳食用。南瓜子含有木酚素，可以缓解尿频或漏尿等问题。此外，南瓜子中丰富的色氨酸也是能提高睡眠质量的神经递质——血清素的原料。

本周好汤
南瓜蟹味菇豆乳味噌汤

　　将南瓜、蟹味菇、洋葱用水炖煮至软烂状态。放入味噌和豆乳，煮至汤汁浓白即可。

蟹味菇

　　蟹味菇价格实惠，富含能够强化肾功能的维生素D，还富含B族维生素、维生素C、铁、膳食纤维、氨基酸等营养物质，有助于促进肠道蠕动，促进肠道内的有害物质和无用物质排出。

　　顶部小巧、根部饱满、排列紧实的蟹味菇味道更好，营养价值也更丰富。购买时请以这个标准进行挑选。

本周香草与香料
香菜籽

　　香菜籽具有促进重金属、无用物质排出的作用。如果你曾在新年暴饮暴食，一定要试试食用香菜籽。香菜籽与南瓜子、杏仁、葵花子混合，可以做成一种中东地区的粉状香料——杜卡。

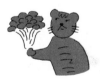

　　◆制作杜卡

　　杜卡的原料包括烘焙坚果、芝麻、香料、盐等。

　　将你喜爱的坚果、南瓜子、香菜籽、孜然、芝麻煎至脱水状态，加入适量食盐，搅拌均匀即可。如果坚果颗粒较大，可以切成粒或研磨至粉状再煎。杜卡适合撒在沙拉或肉菜上食用。

补充营养，防止漏尿，
让身体时刻感觉温暖

用清淡的热汤解决排尿问题

最近我们常常能感受到冬季的酷寒，大雪纷飞的天气并不罕见。如果简单地将体寒归因于天气，而不做出任何改变，身体症状并不能得到改善，只会不断恶化。

这时最让人烦恼的恐怕就是体寒引起的尿频和漏尿等问题。中医将这种因体寒而难以储存水分的情况叫作"肾气不固"。

身体感到寒冷的时候，膀胱容量变小，但尿液量增加，因此需要频繁排尿。此外，冬季分泌各种激素的肾上腺功能较弱，人倾向于食用重口味的食物。食用味道比较咸的食物，更容易口渴，喝的水也会更多，自然需要频繁排尿。这也是尿频的原因之一。

希望本周的食疗方案能帮助你解决寒冷的气候带来的体寒和排尿问题。本周在选择食物时，延续上周强化肾功能的计划，同时会充分满足身体保暖的需求。

本周中药
防己黄芪汤

适合新年发胖、过量饮酒导致身体水肿，或关节疼痛时服用。

很多适合减肥的中药具有通便的作用，并不适合所有人的体质。但防己黄芪汤是一味非常温和的中药，能在帮助减肥的同时补气，促进身体代谢。

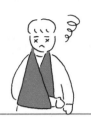

第3周
1/15 ～ 1/21

◆ 本周推荐食物 ◆

银杏

自古以来，中医就有银杏能有效治疗漏尿、起夜频繁、手脚冰冷、眩晕、耳鸣的说法。**银杏中的银杏内酯可以促进血液循环，改善排尿问题。**

除此之外，银杏含有丰富的蛋白质、钙、镁等营养物质，营养价值非常高。但过量食用银杏可能会产生中毒症状，应严格地控制摄入量。

本周好汤
西蓝花银杏蛋花汤

将西蓝花、银杏，以及鱿鱼、蛤蜊等符合个人口味的海鲜放入水中炖煮。只要加入适量盐和胡椒粉就足够美味，味噌、盐曲、鱼露等调味品也能恰到好处地为这道汤增添风味。最后倒入鸡蛋液，形成蛋花，即可出锅。

西蓝花

西蓝花中的萝卜硫素具有抗菌作用，**推荐尿频或易患膀胱炎的人食用。**萝卜硫素也存在于卷心菜、白菜等十字花科蔬菜中。它还有抗氧化、抗糖等作用，能预防生活习惯病。此外，西蓝花中丰富的维生素K能提升钙的吸收率，**因此它也能强化骨骼。**

本周香草茶
银杏叶茶

银杏叶茶能提升肾功能。银杏叶可以改善血液循环，对体寒、高血压、记忆力减退、耳鸣、阿尔茨海默病等有很好的改善和预防作用。

◆健康茶

药店的健康茶专柜其实非常有意思。除了银杏茶外，还有很多其他种类的茶，例如鱼腥草茶、能抑制血糖升高的桑叶茶等。请按照身体的需求选择健康茶。

你昨天吃了什么呢？越是不能生病的重要时刻，越要好好吃饭

审视饮食就是审视健康，请选择对身体有益的菜谱

现在正是冬季最寒冷的时期，一点儿小的诱因都有可能引发疾病。身体状况不佳的时候，温和养生的食物是最好的选择。身体状况不佳或工作繁忙的时候，往往没有精力自己下厨，很多时候只能无奈地选择成品菜、冷冻食品、面包等食品。这些食品不仅含钙量低，还含有阻碍钙质吸收的磷。如果摄入的磷过量，阻碍钙质吸收，成骨细胞的功能也会受影响。

另外，成骨细胞分泌的骨桥蛋白具有维持身体免疫力的功能。如果磷导致成骨细胞功能低下，免疫力也会随之降低。冬季，人体原本就有肾功能低下的倾向，如果每天只吃加工食品，可能会进一步引发腰腿脆弱、免疫力下降等问题。

因此，本周食疗方案的目标是强健腰腿、强化免疫力。充分摄入美味且富含维生素A、维生素D、矿物质的补肾食物吧。

本周精油
甜马郁兰精油

甜马郁兰精油可以促进血液循环，缓解腰痛和肩膀酸痛。
本周可以自己制作甜马郁兰香氛按摩浴盐，缓解脚部冰冷的症状。
向一小勺盐中滴一滴甜马郁兰精油，用少量的水稀释，涂在脚踝以下的部位，进行按摩。可以重点按摩穴位密集的脚底。最后仔细按摩脚趾，促进趾端的血液循环。

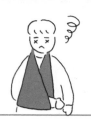

第4周
1/22 ～ 1/28

◆ 本周推荐食物 ◆

鲑鱼

　　鲑鱼富含能延缓衰老、强效抗氧化的虾青素，以及能强化黏膜、保护身体免受外敌侵扰的维生素A。

　　鲑鱼是营养价值很高的食物。它含有能增强免疫功能、促进钙吸收的维生素D和蛋白质的原料——氨基酸，能有效地强化腰腿，增强免疫力。此外，鲑鱼中的欧米伽3脂肪酸还能提升大脑活性。

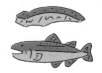

菌菇

　　菌菇含有能促进钙吸收、增强免疫功能的维生素D，以及能提升免疫细胞活性的β-葡聚糖，非常适合在需要预防感冒的寒冷季节食用。菌菇还含有大量泛酸。这是一种能帮助糖质、脂质、蛋白质代谢的B族维生素营养物质。菌菇非常适合用来制作法式浓汤、蔬菜炖肉等菜肴。

本周锅物料理
酒糟风味石狩锅

　　将鲑鱼、菌菇、土豆放入锅中炖煮，也可以按照个人口味添加其他食物。

　　将食物煮熟后，以2:1的比例倒入味噌和酒糟调味，一道美味的酒糟风味石狩锅就完成了。

本周香草与香料
欧芹

　　欧芹含有能强化免疫力的维生素A与能强健骨骼的维生素K，是一种对肾有益的香草。

　　可以试试用菌菇和欧芹制作西班牙风味蒜香料理。只要用橄榄油将菌菇煎熟，撒上蒜和小米椒，最后撒上欧芹即可。

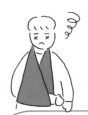

回顾1月

**身体的健康状况取决于自己，
选择正确的生活方式，创造幸福的未来**

　　1月造成身体不适的主要原因是沐浴阳光的时间不足，饮食和生活习惯紊乱，缺乏运动量。

　　新年伊始，万象更新。但很多人的健康状况与这种充满希望的气氛格格不入。其实仔细想来，造成不适的原因大多非常明确，并且可以通过自我调理来改善。从中吸取教训，今后花更多时间审视自己的身体状况，就能改善不适症状。不如趁此机会，把"掌控自己的身体状况"加入今年的心愿清单吧！只要身体健康，就能迈着轻松的步伐，在接下来的一年内完成所有自己想做的事情。

　　· 滋补冬季虚弱的肾：蟹味菇、欧芹、山药。

　　· 强化骨骼：海带、菌菇、鲑鱼。

　　· 改善排尿问题：银杏、西蓝花、南瓜。

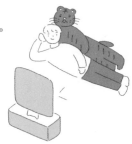

2月　　　冬

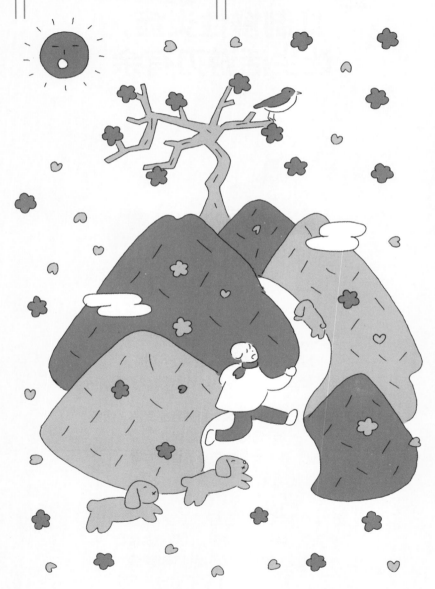

正是改善体质的好时候！
抑制慢性炎症，
让生活游刃有余

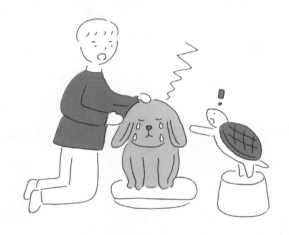

耳鸣、内分泌紊乱、肠道受凉……
肾上腺疲劳，肾早已疲惫不堪。
补充矿物质和维生素C，用充足的睡眠战胜身体不适！

由于气温和气压变化较大，身体容易受凉、疲劳，
2月肾依然比较虚弱。
因此，本月计划安排以下食疗方案。

第1周　改善肠道环境
第2周　增强应对气压和气温变化的能力
第3周　调理自律神经，改善激素紊乱
第4周　改善睡眠不足和脑部疲劳

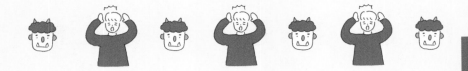

日照时间缩短，温差、气压变化大，
种下身体不适的种子

因为天气寒冷、温差大，这个季节非常容易感到身体不适。即便已经立春，但春分到来前，日照时间依然十分短暂。因此，能控制情绪的神经递质血清素和能提高睡眠质量的褪黑素分泌不足，自律神经很容易紊乱。

除此之外，这个时期造成身体不适的原因数不胜数。例如，暴饮暴食造成肠道环境恶化、肝功能低下；天气寒冷，身体受凉导致血液循环恶化；行动范围受限，缺乏运动；温差和气压变化较大，给身体带来压力等。人们常在这时为健康问题忧心。

冬季最虚弱的器官是肾，容易肾虚的体质被称为"肾阴虚"或"肾阳虚"。中医所说的"肾"包括肾脏和肾上腺，因此肾功能低下，就会出现激素分泌紊乱、腰痛、尿频、耳鸣、头痛、健忘、慢性疲劳等各种症状。

2月需要特别注意激素分泌失调这个问题。新年暴饮暴食的行为不仅会影响肠胃，还会给内分泌带来不良的影响。

◆褪黑素和阳光

沐浴阳光的 14 ~ 16 个小时后，体内的褪黑素分泌增加，能让身体进入优质的睡眠状态。因此，要想获得高质量的睡眠，就要充分沐浴阳光。褪黑素会在黑暗的环境中增加分泌量，在明亮的环境中减少分泌量。睡前如果接触了电子屏幕发出的强烈光线，就会降低睡眠质量。

暴饮暴食会使肾上腺"过热"，请警惕内分泌失调

暴饮暴食会使肠道环境紊乱，损伤肝。摄入过量的食物时，肠道负担加重，无法处理有害物质，会给解毒的肝造成负担。过量饮酒会直接给肝带来巨大的负担，使其无法有效地解毒。这样一来，体内堆积的无用物质就会引发炎症，慢性炎症会进一步引发生活习惯病。

肾上腺能够分泌抑制炎症的激素——皮质醇。当人体感受到压力时，身体就会分泌皮质醇。2月日照时间较短，能够维持精神稳定的血清素分泌不足，导致人的抗压能力降低。因此，大脑会发出指令，让身体分泌更多的皮质醇。但身体也需要分泌皮质醇来抑制炎症，肾上腺不得不持续超负荷工作，以满足身体的需求。大脑也控制着雌激素分泌，但是分泌皮质醇的指令优先级更高，因此，如果过度分泌皮质醇，雌激素分泌很容易紊乱，进而引发月经失调、经前期综合征等多种问题。

因此，2月应该积极摄入能够强化肾上腺的食物，例如富含锌、镁、B族维生素、维生素D的海鲜，以及富含维生素C的蔬菜和水果。

◆皮质醇

早晨身体分泌的皮质醇可以帮助我们神清气爽地起床。电子屏幕的光线刺激会使皮质醇的分泌量增加，如果睡前暴露在电子屏幕的光线中，容易导致睡眠质量低下。早起沐浴阳光是一整天精力充沛的秘诀。

◆经前期综合征

经前期综合征表现为来月经前的3 ~ 10天出现生理和心理不适，来月经后症状消失。这是激素变化引起的疾病，如果不了解，可能会误以为是抑郁症等其他疾病，导致不安。实际上，焦虑、情绪低落、失眠、暴饮暴食、眩晕、头痛、浮肿、腹胀、乳房胀痛、疲劳等都是经前期综合征的症状。

2月，身体发出改善体质的指令

出现耳鸣、眩晕、头痛等症状，
就需要强化肾功能，改善身体循环

虽然立春已过，但2月仍旧很冷。外出的时候，有没有觉得耳朵冻得发疼呢？耳朵对外部环境非常敏感，接触到冷空气时，耳朵内的血管收缩，血液流通不畅，肌肉紧张，交感神经处于优势地位。严重的时候会出现头痛、眩晕、呕吐等症状。

最好尽可能地为耳朵保暖。也可以通过日常保健，促进血液和淋巴循环，提升"气"的"推动"作用。

饮食方面，可以积极食用含有欧米伽3脂肪酸的能够抑制炎症的食物，例如青背鱼、核桃、奇亚籽、亚麻籽油等。此外，也建议食用肉桂、咖喱粉、杏仁、海鲜、南瓜、牛油果、鸡蛋等能促进血液循环的食物。

◆为耳朵保暖

　　耳朵温暖的时候，大脑中的血液流通也会顺畅。为耳朵保暖，就能提升内脏的活性。感觉耳朵冷的时候，可以按摩耳朵，或者用发热贴、热毛巾或吹风机温暖耳朵。

健康状况怎么样？脚底可以告诉你答案

身体各个部位的状态会反映健康状况。例如，观察脚底的颜色就可以轻松地判断健康状况。

一般来说，身体健康时，脚心颜色偏白，其他部位颜色偏粉。如果出现其他颜色，请参考下方的说明进行判断。

☐ 脚底整体偏黄

代表肝或消化器官负担较重，身体疲劳且有毒素堆积。

☐ 脚底整体偏白

代表体力下降，有贫血倾向或胃部状态不佳。

☐ 脚底整体偏红

代表精力旺盛或正处于兴奋的状态。

☐ 脚底整体呈红黑色

代表血液或淋巴循环不佳，体寒或浮肿。

改善体质的要点

中医所说的五脏指肝、心、脾、肺、肾。想要改善体质，必须重点调理肾。本月建议在强化肾功能的基础上，促进血液和淋巴循环，达到改善体质的目标。

本周的食疗方案重点在于强化促进循环的"气"的"推动"作用。

很多人觉得这个时期是一年中最不适的时期，因为身体深层的问题容易在这个时期表现出来。如果你每年到了这个时期都很容易生病，可以在今后的生活中继续坚持本月的食疗方案，这会帮助你改善体质。

如果今后不知道该吃什么，可以养成习惯，食用本月食疗方案中频繁出现的海鲜和菌菇。

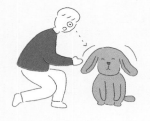

身体状态不稳定时，稳定肠道内的细菌就可以渡过难关

春季即将出现的各种不适，提前交给青背鱼和菌菇来解决

虽然立春已过，但要在春分后人才会感觉温暖。

中医将一年粗略分为"阴"和"阳"两个时期。春分就是"阴"时期与"阳"时期的分界。本月开始，我们的身体状态会反复在"阴"和"阳"之间徘徊，非常不稳定。樱花盛开的时节到来前，气压和气温也会不断变化。可以说，现在是一年中气候对人的身体状态影响最大的时期。

本周天气寒冷，再加上处于"肾阳虚"状态时，身体内部温度低，很容易因肠道受凉、气压变化等原因感到不适。如果新年饮食习惯紊乱，肠道环境可能会更糟糕。肠道环境一旦紊乱，就容易变成"湿热"体质。这种体质表现为皮肤粗糙、容易过敏。此外，春季身体抑制炎症的能力低下，容易变成"阴虚"体质。受"湿热"体质和"阴虚"体质的影响，身体对花粉和PM2.5（细颗粒物）等有害物质的反应非常敏感。

本周食疗方案的目的是为身体打好基础，建议积极食用富含欧米伽3脂肪酸的青背鱼以应对季节和环境的变化，同时多食用富含膳食纤维的能清理肠道的菌菇。

本周保健要点
舌头绕圈

可能有人尝试过这样的运动。闭上嘴巴，舌头沿着上下牙龈的边缘绕圈，左右各20圈，每天做3组。舌头绕圈的好处很多，请尝试一下吧。

◆理想的效果
· 增加唾液分泌，预防干口症、口臭、龋齿。
· 锻炼舌头肌肉，使舌头在熟睡时也能处于正常位置，防

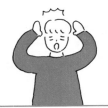

2/1 ～ 2/7

冬 正是改善体质的好时候！抑制慢性炎症，让生活游刃有余

◆ 本周推荐食物 ◆

青花鱼

青花鱼中含量丰富的必需氨基酸——欧米伽3脂肪酸是DHA和EPA的原料，能够抑制炎症、过敏、疼痛等症状。人体很容易缺乏欧米伽3脂肪酸，因此需要有意识地积极摄取。

此外，青花鱼中能提升肝功能的牛磺酸、蛋白质、铁、B族维生素等营养物质的含量也非常高，食用青花鱼能够平衡地摄入各种营养物质，增强体质，轻松应对各种环境变化。

杏鲍菇

杏鲍菇含有能提升免疫功能、促进钙吸收的维生素D，还有能改善皮肤粗糙的B族维生素。杏鲍菇中能促进肠道蠕动、增强免疫力的β-葡聚糖等膳食纤维的含量也很丰富，可以改善易过敏的"湿热"体质。冷冻的杏鲍菇中能抑制吸收多余脂肪的壳聚糖含量更高，鲜美口感的来源——鸟嘌呤核苷酸含量也更高。

本周好汤
青花鱼泡菜汤

将青花鱼罐头连同汤汁一起倒入水中煮沸，将杏鲍菇切成方便食用的大小，与姜丝、泡菜一同加入锅中炖煮，一道简单的青花鱼泡菜汤就做好了。

本周香草与香料
大葱

大葱中的蒜素和二烯丙基硫醚具有抗菌效果，适合频繁感觉不适的时期食用。

锅中倒入足量橄榄油，加入大蒜、小米椒以及青花鱼罐头（包括汤汁）炖煮片刻，最后放入切好的大葱，即可做成西班牙风味葱香青花鱼。

止打鼾。
· 起到放松的效果，调理紊乱的自律神经。
· 防止形成法令纹。
· 改善面部的淋巴循环和血液循环。

热腾腾的食物轻松缓解冬季低气压天气引发的强烈头痛

身体不敌极大的气压变化与温差？
浓醇的作料帮你摆脱不适

本周与上周气候相似，气压和气温变化比较大。因此自律神经容易紊乱，也容易感受到压力。说起压力，我们首先会想到生气、不安等激烈的情绪。实际上，气候也会造成压力。为了对抗压力，肾上腺会分泌一种名为皮质醇的激素。压力增大的情况下，皮质醇分泌增加，因此分泌皮质醇的肾上腺素会过度疲劳，引发身体沉重、失去干劲儿、头痛等各种症状。

突然降温或气压低的时候，你会不会感觉头痛、肩膀僵硬、耳鸣呢？突然从寒冷的室外进入室内或气压较低的时候，血管扩张，压迫神经，容易出现搏动性头痛。反之，从温暖的室内走到室外或气压较高的时候，血管收缩导致血液流通不畅，头部肌肉紧绷，也会引发头痛。一旦体温降低，"肾阳虚"体质的人对温度和气压的变化尤其敏感，容易着凉，也更容易出现头痛或肩膀酸痛等症状。

本周食疗计划的重点是抚慰疲劳的肾上腺。建议食用能温暖身体的辣味作料，改善对环境变化敏感的"肾阳虚"体质。

本周保健要点
转动脚踝

脚踝是支撑身体的重要部位。常穿高跟鞋、缺乏运动等原因会使脚踝僵硬变形，给骨盆、肩胛骨，甚至头部带来不良的影响。淋巴和血管被压迫，会导致双脚冰凉、下半身肥胖、浮肿等多种不适症状。

转动脚踝时，可以坐在椅子上，盘起一条腿。一只手抓住盘起

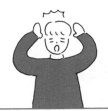

◆ 本周推荐食物 ◆

辣椒酱

辣椒酱是由大量辣椒制成的发酵作料，具有温暖身体的作用。

辣椒含有辣椒素，对改善体寒、杀菌、增强免疫力、改善肩膀酸痛、减肥等都有很好的效果。但它刺激性很强，请注意不要过量食用。

可以试着用甜酒、辣椒、盐、低聚糖等食物自制辣椒酱。

黑芝麻酱

黑芝麻中的芝麻素、镁、锌、维生素E具有强效抗氧化作用，能延缓衰老，并且帮助这个时期易疲劳的肾上腺发挥功能。

芝麻外层的硬壳会阻碍营养物质的吸收，因此研磨成糊状的芝麻酱的营养吸收率更高。此外，将芝麻磨成芝麻粉也可以提高营养吸收率。

本周好汤
黑芝麻担担汤

将卷心菜切成适当的大小，倒入锅中，与肉末、洋葱末、大蒜一起翻炒片刻，加水煮10分钟。最后用味噌、辣椒酱、黑芝麻酱调味即可出锅。

本周香草与香料
肉桂

温差较大的时候，为身体保暖非常重要。肉桂具有抗菌作用，能预防感冒、改善血液循环不畅、预防毛细血管老化。食用肉桂还能有效缓解手脚冰凉。

的那条腿的脚踝，另一只手插入趾缝，引导脚趾在空中画圈，1圈大约15秒。左右各5次。

◆肉桂的食用方法

也许很多人不知道如何食用肉桂，其实非常简单。随身携带肉桂粉，在饮品中适量放一些即可。肉桂的风味非常适合搭配纯可可饮品与路易波士茶。

留出放松的时间，
解决同时出现的各种问题

焦虑和雌激素的烦恼，
交给来自海洋的营养源和十字花科蔬菜

马上就要迎来一年的第一缕春风。这段时间，早晚温差甚至可能达到20摄氏度左右。无法适应这样大的气温变化而感觉身体疲劳不适的情况并不罕见。

帮助身体适应环境变化的神经叫作自律神经，它分为交感神经和副交感神经两大系统。当这两种神经保持平衡时，血压调节、体温调节、免疫、激素分泌等各项功能就能顺利运行。但气候变化大的时期，自律神经紊乱，分泌激素的功能也会随之紊乱。这时，人会无缘无故地感到焦虑，女性会出现痛经等妇科问题。

自律神经也与免疫功能息息相关。频繁患感冒、膀胱炎、疱疹等疾病就是自律神经紊乱的表现，被中医称为"肝肾阴虚"。免疫力低下时身体各处出现的症状以及心理上的不安，其实都是自律神经紊乱造成的。如果每年这个时期你都会感到不适，就需要多吃温热的食物，多泡澡，闻喜爱的香气，享受放松的时光，使体内的副交感神经处于优势地位。本周的食疗方案建议摄入矿物质、B族维生素、必需氨基酸等营养物质含量均衡的食物，调整自律神经，增强免疫力。

本周中药
抑肝散加陈皮半夏

适合激素分泌紊乱、睡眠质量低下、容易发怒、容易紧张、压力过大的人群服用。

此外，也可以缓解下颌及肩膀紧绷造成的肩膀酸痛和磨牙症状。这种药药性温和，肠胃不适时也可以服用。

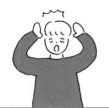

冬　正是改善体质的好时候！抑制慢性炎症，让生活游刃有余

◆ 本周推荐食物 ◆

牡蛎

　　牡蛎是改善"肝肾阴虚"体质的代表性食物。牡蛎中的锌、镁、铁等矿物质含量非常高。除此之外，牡蛎中必需氨基酸、B族维生素的含量也很高。它能为身体提供均衡的营养，帮助肾上腺、自律神经、线粒体各司其职。将牡蛎浸入油中保存，可以延长保鲜时间。

白菜

　　白菜中的镁能提升这个时期容易虚弱的肾上腺功能。白菜中还有能强化骨骼的维生素K以及能调整肠道环境的膳食纤维。

　　作为十字花科蔬菜，白菜富含具有抗氧化作用的维生素C和芥子油，是感冒流行时期必不可少的食物。

　　说起白菜的吃法，肯定少不了热气腾腾的锅物料理。锅物料理既能温暖身体，又富含营养物质，非常适合寒冷的冬季。

本周锅物料理
牡蛎白菜锅

　　无论什么口味的锅底，都能与牡蛎和白菜的风味完美匹配，这两种食物可以成为这段时期餐桌上的"常客"。

　　超市里能买到冷冻牡蛎，可以储存一些，方便食用。

本周香草与香料
荨麻

　　荨麻能预防感冒、花粉症、特异性皮炎和过敏。此外，它具有促进血液循环、改善体寒、促进排毒的作用。

◆油渍牡蛎

　　锅中倒入橄榄油，加入大蒜炒香，再放入沥干水的牡蛎，加酒和盐煮一会儿。将锅中食物以及月桂叶、辣椒等自己喜爱的作料放入保存容器中，倒入足以没过牡蛎的橄榄油，浸泡一晚即可。也可以加入咖喱粉调味。

玩手机不如数羊，养成熟睡体质，修炼不老容颜

睡眠不足导致的记忆力低下，交给欧米伽3脂肪酸和维生素D来解决

漫长的冬天终于快结束了。但极大的温差和气压变化会让身体无法招架，这个时期非常容易因自律神经紊乱而焦躁不安。你有没有通过玩手机到深夜这种"虐待"身体的方式来排解压力呢？

睡眠不足不仅会直接造成大脑疲劳，还会导致免疫功能低下，引发万病之源——慢性炎症。大脑每天都会产生大量的无用物质，睡眠时身体处理无用物质的速度是清醒时的1.6倍。如果睡眠时间过少，无用物质堆积在体内，未来患阿尔茨海默病的风险会上升。大脑中与长期记忆相关的海马体也会因睡眠不足而萎缩。发出指令、促进新细胞形成的生长激素也会在睡觉时大量分泌，特别是在入睡后的3小时左右。也就是说，睡眠质量与生长激素密切相关。良好的睡眠会在不知不觉间帮助我们成为不惧环境变化、头脑清醒、精力充沛的人。优质的睡眠还能提升肾功能。

本周的食疗方案建议在摄入营养物质、提高肾功能的同时，补充欧米伽3脂肪酸，缓解大脑疲劳。

本周精油
罗马洋甘菊精油

罗马洋甘菊具有放松精神的作用，可以调理激素分泌，缓解痛经、腹痛、腰痛等各种疼痛症状。

在一大勺荷荷巴油或椰子油（你喜欢的其他油也可以）中滴入罗马洋甘菊精油和鼠尾草精油各两滴，搅拌均匀，调成按摩油。蘸取适量按摩油，在右下腹轻轻画圈按摩，可以缓解焦虑。

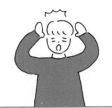

2/22 ～ 2/28

冬 正是改善体质的好时候！抑制慢性炎症，让生活游刃有余

◆ 本周推荐食物 ◆

黄尾鱼

　　黄尾鱼含有DHA、EPA等营养物质，可以软化大脑神经细胞膜，提高神经突触的活性，优化信息传递的能力，**因此可以提升记忆力和学习能力。**大脑掌管记忆的海马体中DHA的含量约为其他部位的两倍。

　　黄尾鱼属于洄游性鱼类，体内含有能抗衰的咪唑二肽，它也能帮助消除身体疲劳。

本周锅物料理
黄尾鱼菌菇锅

　　如果你不知道选择什么口味的锅物料理，不如简单地做个日式涮锅。只要用干海带丝煮汤底，在锅中放入满满的菌菇、蔬菜和黄尾鱼即可。用柚子醋做蘸料别有风味。

香菇

　　香菇含有维生素D、β-葡聚糖、香菇多糖等多种能提高免疫力的成分。特别是维生素D，可以起到保护脑细胞的作用。食用香菇能够防止大脑老化，缓解低落的情绪。另外，香菇中丰富的膳食纤维能改善肠道环境。香菇嘌呤具有降低胆固醇和血压、预防生活习惯病的作用。

本周香草与香料
迷迭香

　　迷迭香是能提升记忆力和注意力的代表性香草。它还可以防止细菌、病毒入侵，促进血液循环，具有较强的抗氧化作用，能保护身体远离各种不适。

◆迷迭香的使用方法

　　可以将迷迭香做成香草茶，或者作为作料，为鱼或肉增加香味。用番茄做菜或炖汤时加入少许迷迭香也是个不错的选择。新鲜的迷迭香可以整株冷冻保存。

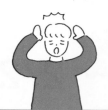

回顾2月

不适症状就是身体发出的信号，
要面对自己的身体才能改善体质

本月气温和气压的变化较大，自律神经容易紊乱，因此会比平时更难调理激素分泌和睡眠节奏。2月、3月对很多人来说并不好过，这个时期身体深层的问题很容易爆发，因此有更多与自己的身体对话的机会。

中医认为一年可以分为春、夏、长夏、秋、冬五个季节，每个季节都有适合调理的内脏。冬季对应的是肾。强肾就是改善体质，我们需要了解自己身体的强项和弱项，有的放矢地改善体质。从现在开始，脚踏实地做好每一件力所能及的事，长期坚持下来就能养成不惧季节变化的健康体质。

· 强化肾上腺：黑芝麻酱、辣椒酱、牡蛎、白菜。

· 强健身体和大脑：青花鱼、黄尾鱼、香菇。

· 调理肠道：杏鲍菇、香菇、辣椒酱。

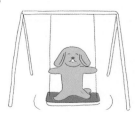

3月 │ 冬春之交

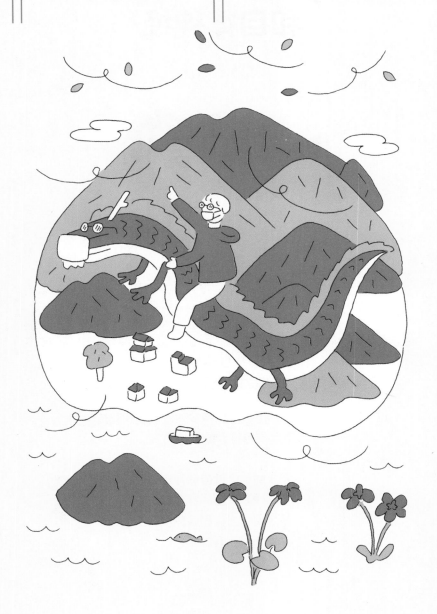

平衡免疫系统
和自律神经

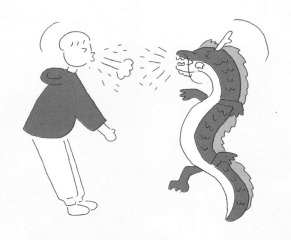

春季的特色"风景"不是樱花，而是流鼻涕、打喷嚏、咳嗽、
瘙痒、皮肤粗糙……
在本月实践提升免疫力、战胜过敏的食疗方案吧！

这个时期最棘手的就是花粉病等多种过敏疾病和传染病。
以下是本月推荐的食疗方案。

第1周　调理自律神经
第2周　提高免疫力
第3周　强化肠道环境
第4周　对抗压力

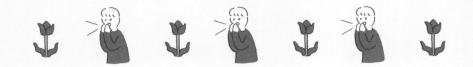

想战胜难受的过敏症状，必须调理自律神经

3月的气候常游走在冬季与春季之间，天气刚刚转暖，可能又会突然降温。

中医将一年分为两个时期，寒冷的时期为"阴"时期，温暖的时期为"阳"时期。3月末正处于"阴"时期和"阳"时期的分界。为了适应这一巨大的变化，拥有良好的免疫力非常重要。

要想拥有良好的免疫力，就必须保证发挥免疫功能的白细胞含有的粒细胞与淋巴细胞保持平衡。粒细胞可以处理尺寸较大的细菌等异物，淋巴细胞可以攻击粒细胞遗漏的病毒和花粉等"外敌"。最理想的情况是，体内有35% ~ 41%的粒细胞以及54% ~ 60%的淋巴细胞。如果任何一种免疫细胞比例过高或过低，都无法正常发挥免疫功能。控制这个比例的就是自律神经。

如果自律神经中的交感神经处于优势地位，粒细胞的比例就会上升，淋巴细胞的比例就会下降。粒细胞过多的情况下，体内会产生大量活性氧，某些重要的细胞可能会被"误伤"，导致人患上胃溃疡、痛风、神经痛等疾病。淋巴细胞减少会导致身体无法

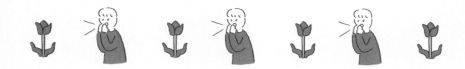

清除病毒，人很容易患感冒。

相反，如果副交感神经处于优势地位，淋巴细胞过度增加，身体对花粉等异物反应过度，就容易出现花粉症、哮喘、特异性皮炎、鼻炎等过敏性疾病。

用蛋白质、B族维生素和铁，维持最佳免疫平衡

即便外部环境发生变化，自律神经也能帮助身体机能在一定程度上稳定运行。但在"阴"时期与"阳"时期的分界，剧烈的环境变化会让身体无暇应对，机能紊乱。这种状态被中医称为"肝胆湿热"。而且这个时期花粉、PM2.5、室内灰尘等过敏原较多，免疫力低下的人很容易出现过敏症状。

本月建议充分摄入富含能合成神经递质的蛋白质、B族维生素、铁等营养物质的食物，调理自律神经，维持免疫平衡。特别推荐食用应季的鲜美贝类，它们能很好地帮助身体调理免疫系统。

◆患花粉症的原因

花粉症是指身体对花粉这种异物产生过度免疫反应，通过打喷嚏、流鼻涕等方式排出异物。

身体原本不需要对花粉做出反应，但如果作用于花粉的IgE抗体在体内累积超过一定的量，就会引发花粉症。

◆神经递质

大脑中有很多神经细胞，它们彼此连成网，让大脑能够发挥功能。但细胞之间存在空隙，需要通过释放和接收神经递质来传递信息。主要的神经递质包括能让人产生喜悦、愤怒、不安等各种情绪的血清素，以及多巴胺、去甲肾上腺素、GABA（γ－氨基丁酸）等。只有所有神经递质都能顺利传递，人才能身心健康。

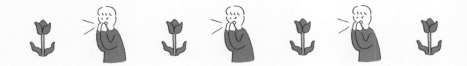

3月，身体发出强化免疫力的指令

过敏症状是寻找放松之法、
控制免疫功能的信号

3月是"阴"时期与"阳"时期的分界，气候变化非常大，这时自律神经中占优势地位的由交感神经变为副交感神经。自律神经控制着发挥免疫功能的白细胞的平衡，因此这个时期免疫系统非常不稳定。

最理想的应对过敏的办法是让副交感神经适度占据优势地位。如果副交感神经处于绝对优势地位，人会自然地产生摄入甜食、暴饮暴食、懒散度日的欲望，导致新的问题。

想要让副交感神经适度占据优势地位，可以尝试插花、闻香气、散步等不为达成某个目标，而是单纯享受过程的放松活动。生活越是忙碌、高效，越需要通过这些看似无用的事情来调理自律神经。

建议食用能调理肠胃、保护肠道黏膜的食物来维持肠道免疫细胞的正常功能，例如富含维生素D的鱼肉或菌菇等。

◆巨噬细胞

巨噬细胞是白细胞的一种。发现体内有"外敌"入侵时，巨噬细胞会通知淋巴细胞和粒细胞准备"作战"。此外，巨噬细胞还能处理阿米巴变形虫等大型细菌或异物。特别是受伤或身体出现炎症时，巨噬细胞的作用尤其关键，但它并不擅长对付病毒等微小的异物。

75

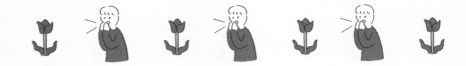

肠道状态怎么样？大便的颜色可以告诉你答案

大便是我们了解肠道状态的重要途径。每天检查排便状况，让它成为健康管理的"晴雨表"吧。

今天你的大便更接近以下哪种颜色呢？

☐ 偏黄的棕色

☐ 深棕色

☐ 黑色

大便呈偏黄的棕色是健康的表现。这表示肠道呈弱酸性，有益菌较多，身体摄入的膳食纤维非常均衡。相反，如果肠道环境呈碱性，大便就会变为深棕色或黑色，这表示肠道内的有害菌增加，可能是因为肉类摄入过量或膳食纤维摄入不足。如果大便呈黑色，请尽快摄入大量蔬菜和海藻等食物，为有益菌提供生存所需的环境。

养成每天检查大便颜色的习惯，就能了解肠道状态，从而游刃有余地挑选适合自己的食物，把握饮食的量。

◆肠道环境和皮肤都呈弱酸性

肠道内的细菌可分为有益菌、有害菌和机会致病菌。肠道内的有益菌通过制造乳酸、脂肪酸、醋酸等弱酸性的短链脂肪酸来保持身体健康。弱酸性的肠道环境也能有效抑制有害菌增殖。

顺便一提，皮肤上的常居菌也能够制造有机酸，因此健康的皮肤也偏弱酸性，可以防止金黄色葡萄球菌、真菌等容易造成皮肤问题的细菌繁殖。

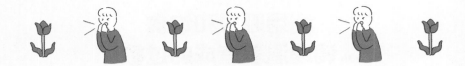

提高免疫力的要点

　　本月的食疗建议是调理自律神经，增强免疫力。

　　心理或身体感受到压力时，交感神经处于优势地位，粒细胞增加，淋巴细胞减少，人容易患各种重大疾病。如果压力过大，发挥免疫功能的白细胞会努力"报警"，强制身体休息。这时每个人的表现不同，有人可能表现为湿疹，有人可能出现腹泻或便秘症状。虽然没到生病的程度，但是和平时不同的不适感就是免疫力低下的信号。这种状态被中医称为"未病"。

　　想要增强免疫力，暂时忘却烦恼是最好的方法，因为思虑越多，压力越大。

　　意志无法直接控制自律神经，但可以通过行动来间接控制。如果身体出现不适，可以通过早睡30分钟、每周泡几次澡、深呼吸、咀嚼食物等简单的行为，使副交感神经占据优势。同时，实践本月食疗方案，帮助增强免疫力。

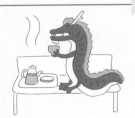

◆未病

　　体检报告中的各项指标都没有异常，但总觉得哪里不舒服；或者自己没有特殊的感觉，但体检报告中的某些指标异常。这两种情况都属于未病状态。这时我们必须倾听身体的声音，及时解决问题，减少将来患重病的风险。

利用呼吸和饮食
调理温差造成的过敏

不适症状不像感冒也不像花粉病时，
摄入合成神经递质的食物来保养身体

虽然桃花盛开的景象在更温暖的时候才能看到，但也有一些代表浪漫春日的粉色花朵悄悄出现在枝头。可惜最近一旦下雨，天气就会骤然转冷，换季时期还没有完全结束。如果从上个月开始注意养肾，本月或许会感觉舒适宜人。

这个时期最常见的烦恼是花粉症以及PM2.5等异物造成的过敏症。有些人虽然感觉鼻塞、头痛、皮肤瘙痒，却并不觉得像感冒或花粉症，这可能是较大的温差引发的过敏症状。这种过敏症状是自律神经紊乱造成的，中医称之为"肝肾阴虚"。因为没有明确的过敏原，西医称之为"血管运动性鼻炎"。这种病常见于一天中温差超过7摄氏度的时候，特征是不发烧、没有充血、没有黏液状的鼻涕。生活习惯不规律、挑食、压力大的人比较容易患这种疾病。

本周的食疗方案建议摄入能促进身体合成神经递质的营养物质，调理自律神经，抑制过敏症状。

本周保健要点
按压鼻子上的穴位

鼻塞、流鼻涕的症状比较严重时，可以按压鼻子上的穴位来缓解症状。例如位于鼻翼侧边凹陷部位的迎香穴，因花粉症而感觉不适的时候，可以试试用食指推压迎香穴10秒，再放开，重复5次。

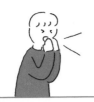

◆ 本周推荐食物 ◆

动物肝脏

动物肝脏富含合成神经递质必需的蛋白质、铁、B族维生素等营养物质，能够平衡自律神经。

另外，动物肝脏中丰富的维生素A具有抗氧化作用，能强化咽喉、鼻腔、肠道黏膜，辅助免疫功能。动物肝脏也被称为"营养宝库"，营养吸收率高，有助于缓解亚健康症状，是超人般全能的食物。牛肝、猪肝、鸡肝等各种动物肝脏都很有营养。

欧芹

欧芹中的铁和促进铁吸收的维生素C含量很高。此外，欧芹中能强化黏膜的β-胡萝卜素、B族维生素、钙等营养物质的含量也非常高。它能够补血，也能够调理自律神经。

欧芹常被看作菜肴中的"配角"，但其丰富的营养根本不输"主角"。欧芹能够与多种菜肴搭配，例如蔬菜沙拉、水果沙拉、肉类菜肴等。欧芹中的松油烃、芹菜脑等香味成分具有调理肠道环境及抗菌的作用。

本周好汤
番茄欧芹香肝汤

将蒜末、切成一口大小的洋葱块、芹菜、青椒等食物与动物肝脏放入锅中翻炒，倒入酒、水、盐、胡椒粉、番茄，炖煮片刻。最后撒上大量欧芹末，即可出锅。

本周香草与香料
孜然

孜然中有一种名为柠檬烯的成分，具有提高免疫力、抗氧化、助消化、排毒等作用。

孜然是羊肉、动物肝脏等气味强烈的食物的绝佳搭档。

◆用孜然搭配动物肝脏

洗净动物肝脏中的血水，撒上孜然粉、蒜泥、胡椒粉，在冰箱中放置半天。食用时，将动物肝脏煎熟即可。

免疫力和自律神经追求的
不是胜利，而是平衡

春季打喷嚏、流鼻涕怎么办？
用草莓奶昔唤醒好心情

最近日出的时间越来越早，漫长的冬季终于走向了尾声。看着路边欣欣向荣的春日花草和昆虫，心情也不由得变得明朗起来。但是，在雨过天晴的日子里，空气中的花粉含量是平时的数倍。对从上个月开始饱受花粉症或PM2.5等异物引发的过敏症折磨的人来说，接下来依然是充满挑战的日子。

免疫机能异常时，人会出现过敏症状。免疫原本的作用是清除细菌、病毒。当这种清除能力变弱，人容易患感冒等传染性疾病。过敏其实是身体对不需要排除的物质的过度反应和错误攻击引发的疾病。因此，我们要追求的高免疫力是指身体能够精准清除细菌、病毒的状态。

发挥免疫功能的白细胞中，淋巴细胞和粒细胞的比例非常重要。调整这二者平衡的就是自律神经。本周的食疗方案建议用色氨酸含量高的食物来调理自律神经，用抗氧化能力强的食物来增强免疫力。除了饮食，减轻压力也能有效地缓解过敏症状。

本周保健要点
锻炼嘴角周围的肌肉

锻炼嘴角周围的肌肉能够提拉嘴角、促进淋巴循环以及改善浮肿、法令纹、面部暗沉等问题，还能改善口呼吸。口呼吸时唾液分泌减少，会引发口腔溃疡、口臭、牙周炎、龋齿等多种问题，患睡眠呼吸暂停综合征的风险也会上升。

在500毫升的矿泉水瓶中加入约三分之一的水，拧紧瓶盖，然

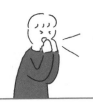

3/8 ~ 3/14

香蕉

香蕉具有增强免疫力、增加白细胞的作用。它含有水溶性和不溶性两种膳食纤维，营养均衡，能够改善肠道环境。

青香蕉中难消化的抗性淀粉的含量较高。这种淀粉能在肠道中被细菌分解为丁酸和乙酸，为有益菌创造适宜的繁殖环境，促进矿物质吸收，改善排便，抑制血糖升高。香蕉变黄后，抗性淀粉会转化为糖分，因此建议食用青香蕉。

草莓

草莓含有名为花青素和鞣花酸的多酚，以及丰富的维生素C。因此草莓具有很强的抗氧化作用，能提高免疫力。

贫血和便秘是扰乱自律神经最重要的原因。而草莓恰好含有红细胞的原材料——叶酸，以及能改善便秘的果胶。因此，它是最适合这个季节食用的水果。

本周饮品
热奶昔

将200毫升热豆浆、1/3根香蕉以及3 ~ 5颗草莓放入榨汁机中，打成奶昔，也可以直接用勺子捣碎。如果感觉甜度不够，可以用低聚糖增加甜味。如果你喜欢清新的口味，也可以试试加入柠檬汁。

本周香草与香料
芥菜籽

芥菜籽含有的异硫氰酸盐具有特殊的香气，能有效地抗氧化、抗糖、杀菌、预防慢性病、改善免疫功能。

◆芥菜籽的食用方法

可以用作烧烤或蒸菜的调味料或配菜，也可以搭配鱼类或肉类菜肴。芥菜籽可以提升菜肴的卖相，并且口感绝佳，对身体健康有益。

后用嘴咬住瓶盖。瓶中的水量可根据需要调整。仅凭嘴部的力量坚持咬15秒，每次做3组。

3月

冬春之交　平衡免疫系统和自律神经

春风送来的小烦恼，
肠道来解决

合成神经递质的食物与调理肠胃的食物，
保护肠道的免疫功能

这个时期的春风往往并不清爽、舒适。3～5月，风中可能夹杂着沙子及PM2.5等有害物质。附着有害物质微粒的垃圾、螨虫和灰尘等过敏原一旦进入眼睛、鼻腔、咽喉，就可能会引发过敏性鼻炎、特异性皮炎、过敏性结膜炎等疾病。想要对抗过敏，就要在这个时期特别注意强化免疫力。

本周春分到来，是迈入"阳"时期的重要时间点，体内负责维持各功能稳定运行的自律神经负担加重。自律神经紊乱会给消化系统带来负担，使得肠道环境恶化，引起便秘或腹泻等症状。

本周的食疗方案建议食用能恢复肠道正常功能、调理自律神经的食物。肠道里聚集着许多被称为淋巴小结的免疫组织，因此70%以上的免疫细胞都存在于肠道内。可以说，肠道环境紊乱与免疫力低下息息相关。运用本周的食疗计划，好好调理肠道吧！

本周中药
小青龙汤

可在打喷嚏、鼻塞、鼻涕呈清水状时服用。这种中药还有助于治疗支气管哮喘、支气管炎、过敏性鼻炎、浮肿、感冒、花粉症等疾病。如果担心其他治疗过敏的药物有犯困的副作用，不如试试小青龙汤，见效很快。

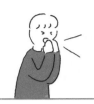

3/15 ～ 3/21

◆ 本周推荐食物 ◆

芹菜

芹菜富含钙、铁、钾、维生素A、维生素C等营养物质，还有芹菜苷、香豆素、类黄酮、酚性羧酸酯、萜类化合物等**具有抗氧化作用的植物化学物**。芹菜的香气具有镇静作用，能平复焦虑的心情，调理自律神经。

中医认为芹菜能够改善"气"的循环，改善腹胀、便秘等症状。此外，芹菜富含能改善肠道环境的膳食纤维以及甲基蛋氨酸硫酰氯，有助于消化。

鸡胸

鸡胸高蛋白、低热量，对身体非常温和，还含有维生素B_{12}、维生素K、铁等红细胞的原料，能够强健骨骼、止血。与富含维生素C的芹菜一同食用，可以提高铁的吸收率。

另外，鸡胸含有B族维生素以及锌、镁等矿物质，这些都是形成神经递质的材料，有助于调理神经。

本周好汤
鸡胸芹菜汤

将鸡胸切片，焯水，与足量姜丝、合适大小的芹菜段，以及少量酒一同加入锅中炖煮。最后用胡椒盐调味即可。

本周香草与香料
八角

八角也叫作大茴香，具有温暖身体、改善血液循环和肠胃功能等作用。

在鸡胸芹菜汤中加入适量八角，口味会更丰富，也更美味。

◆鸡胸的食用方法

烹饪鸡胸非常简单，可以将鸡胸列为厨房中的常备食物。

可以用橄榄油轻轻翻炒蒜末，向锅中加入鸡胸、香菇以及其他自己喜爱的食物，再倒入适量的酒、胡椒盐、辣椒、迷迭香，盖上盖子煮开，就可以做成一道简单美味的酒蒸鸡胸。

春季的压力是感冒的元凶，
用矿物质慰劳肾上腺吧

食用贝类，轻松解决心情低落造成的免疫力低下

最近，有时风和日丽，有时突然降温降雨，将好不容易开放的花朵打落一地。变幻莫测的天气让人猝不及防，很多人容易在这个时期对压力非常敏感。中医认为，这个时期影响自律神经的肝容易受伤害，人容易变得情绪化。在承受巨大压力的时候，你有没有免疫力低下、更容易感冒的感觉呢？如果长期承受压力，体内产生活性氧，就会发生炎症。这时，肾上腺会分泌皮质醇来抑制炎症。皮质醇有抑制体内炎症的作用，但如果过度分泌，就会导致免疫力低下，使人容易患感冒、病毒性传染病等。压力大时身体状况差也是这个原因造成的。

本周的食疗方案建议在摄入矿物质、帮助肾上腺分泌皮质醇对抗压力的同时，充分食用补气食物，增强应对传染病的抵抗力。

本周精油
尤加利精油

尤加利精油具有抗菌、抗病毒等作用，非常适合用于预防传染病。它还有提升注意力、放松精神的作用。

在杯子中倒入热水，滴入尤加利精油和迷迭香精油各一滴，即可享受惬意美好的香氛时光。

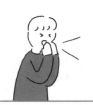

◆ 本周推荐食物 ◆

高野豆腐

　　高野豆腐在日本被称为"超级豆腐"，富含镁、钙、铁、锌、锰等营养物质，还有补肾的功效。

　　高野豆腐中的难消化性蛋白质能够到达肠道，促进身体排出胆固醇。卵磷脂成分具有增强记忆力的功效。高野豆腐的原料大豆中的皂苷则具有稳定中性脂肪和血压的功能。

本周好汤
蛤蜊豆腐汤

　　用水将高野豆腐泡软，切成方便食用的大小。将去沙的蛤蜊与高野豆腐放入锅中，加水炖煮，最后用酱油、甜料酒、酒等作料调味即可。

贝类

　　贝类的共同特征是富含铁、镁、锌等具有补肾功效的矿物质，还有能调理自律神经的B族维生素及蛋白质。健康稳定的自律神经有助于提高免疫力。

　　贝类还含有一种名为牛磺酸的氨基酸，能够强化肝功能，减轻压力带来的损伤。

本周香草与香料
百里香

　　百里香具有强效的抗菌、抗病毒作用，曾在中世纪欧洲鼠疫流行时被广泛用于防疫。百里香还具有放松身心、提高注意力等作用。它非常适合用来做酒蒸蛤蜊、蛤蜊汤等菜肴，是海鲜的好搭档。

◆百里香的食用方法

　　要不要来一杯"加味水"调整自律神经呢？将橙子、柠檬等能改善压力型"气"循环滞塞的柑橘类水果与新鲜的百里香放入水壶中，加入饮用水，放进冰箱冷藏一晚即可制成"加味水"。为了保持肠道健康，建议放置至常温再饮用。

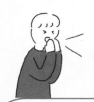

回顾3月

养成平衡感受，积极接受变化

受温差及气压变化的影响，本月需要重点关注自律神经的平衡。本月的食疗方案通过保养自律神经，间接调理负责免疫的白细胞平衡，解决过敏等多种身体不适。

中医认为，人是自然的一部分，因此季节变化、土地性质等自然环境与人融为一体是最理想的状态。但季节交替究竟是压力的源泉，还是美好的变化，完全取决于身体状态。

营养状况良好的时候，看待事物自然多一份闲情。如果看到眼前的景象不由得伤春悲秋，也许是因为在营养方面有需要改善的地方。从本月开始实践食疗方案可以改变现状。

· 调理自律神经：动物肝脏、欧芹、草莓、鸡胗。

· 调理肠道：香蕉、芹菜。

· 养肾：高野豆腐、贝类。

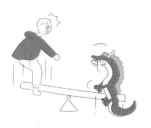

4月　春

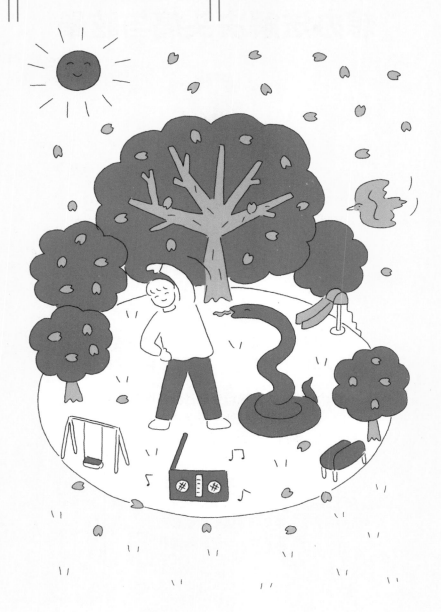

双眼与大脑疲劳升级！
想办法解决头痛与眩晕

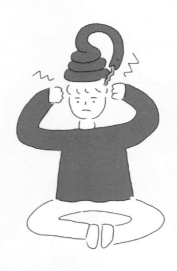

春季双眼与大脑使用过度，容易累积疲劳感。
提升人体"电池"——线粒体的品质是关键。

这个时期，大脑被迫处理各种各样的事务，
可能已经处于恐慌状态。
本月，你需要以下食疗方案。

第1周　缓解眼睛疲劳
第2周　缓解头痛
第3周　缓解大脑疲劳
第4周　改善眩晕症状

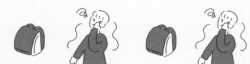

十字花科蔬菜帮你为大脑和眼睛降温

4月，全身都被春日的气息包围。植物清新淡雅的颜色和香气、强烈的春风以及环境变化都在向我们诉说春天的到来。这个时期需要开始学习许多新的事物，在陌生的环境中接收大量的信息，有时还需要花费很多时间在网上查找资料。这样一来，大脑处理信息的速度难以满足需求，就会出现大脑疲劳、眼睛疲劳等症状。这样的状况持续下去，可能会发展为双眼充血、头痛等症状，这种热量积聚于肩膀以上部位的症状就是中医所说的"肝火上炎"。如果想改善这些症状，可以食用清热消炎的蔬菜，例如卷心菜、西蓝花、芝麻菜、油菜、白萝卜、大头菜、花椰菜、油菜花、羽衣甘蓝等具有强烈香味的十字花科蔬菜。

本月可能会发展新的人际关系，与上个月一样忽冷忽热的天气也是导致身体和心灵承受多重压力的原因之一。中医认为这个时期体内接收压力的器官——肝比较虚弱。当肝的负担比较重时，眼睛周围的肌肉容易僵硬，可能会引发干眼症。这种状态被称为"肝阴虚"，严重时甚至会影响大脑神经，使人昏昏沉沉或头晕眼花。

◆眼睛疲劳

眼睛中有一个名为晶状体的"镜头"，眼睛通过收缩睫状肌来调整"镜头"的焦点。睫状肌是由自律神经来控制的。如果长时间使用双眼，眼睛周边的肌肉过度疲劳，就会影响自律神经。因此，即便工作忙碌，也尽量不要过度使用眼睛，更不要长时间玩游戏、看视频。

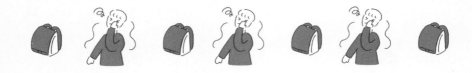

为了预防双眼充血和头痛等症状，除了刚才所说的十字花科蔬菜，还要有意识地摄入能够提升肝功能的营养物质，例如肉类和海鲜等动物性蛋白质中的铁、B族维生素以及能促进铁吸收的维生素C。

帮助线粒体发挥作用的维生素B_2和镁也能预防头痛

头痛还有其他的原因，那就是为身体产生能量的线粒体活性不足。线粒体活性不足时，大脑神经递质——血清素的分泌也会随之降低。血清素能够调整脑血管的收缩和扩张，如果血清素分泌减少，调节脑血管的功能就会出现障碍，很容易引发头痛。出现头痛症状之前，如果不停地打哈欠、感到困倦和饥饿，就说明身体缺少血清素。

因此，本月应该积极摄入能帮助线粒体发挥作用的营养物质，例如杏仁、小鱼、大豆、腰果、羊栖菜等食物富含的维生素B_2和镁。线粒体代谢活跃，脑内的血清素增加，就能改善头痛。线粒体遍布全身，为各个部位产生能量。因此，不管是否有头痛症状，都应该注意保持线粒体的活性。

◆十字花科蔬菜

十字花科蔬菜代表性的香味来源于一种名为"异硫氰酸盐"的植物化学物。这种成分具有较强的杀菌、抗氧化、抗炎作用。想要维持健康，排毒比补充营养更重要。十字花科蔬菜具有很强的排毒作用，建议优先食用这类蔬菜。

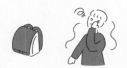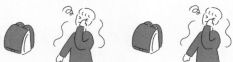

4月，身体发出注意疲劳的警报

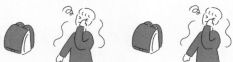

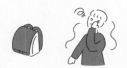

促进血清素增加的营养物质
也能缓解头痛

随着线粒体活性降低而引起的头痛，虽然也有遗传的因素，但仅这一项因素不一定会导致头痛。饮食不均衡、运动量不足、压力过大、年龄增长等因素也是导致头痛的原因。我们可以通过日常饮食养成不易头痛的体质。

前面提到维生素 B_2 和镁是帮助线粒体发挥作用的营养物质。充分摄入这些营养物质，可以促进线粒体代谢，增加脑内的血清素，进而改善头痛症状。从身体摄入营养物质到形成血清素的一连串活动，在中医中被称为"气"的"气化"功能。因此，摄入适量的营养物质，帮助身体强化"气化"功能，也可以改善头痛。具体来说，可以食用助消化的卷心菜、白萝卜、秋葵、海带，富含 B 族维生素的猪肉、虾、香菇，富含蛋白质的沙丁鱼、银鱼以及富含镁等矿物质的蛤蜊、杏仁等食物。

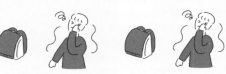

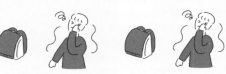

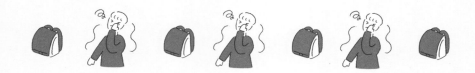

 你的头痛症状是眼睛疲劳或大脑疲劳造成的吗？

☐ 按压眉毛周围的部位时感到疼痛

☐ 按压眼下的骨骼时感到疼痛

☐ 按压耳朵上端四指高处时感到疼痛

☐ 按压耳朵下端凹陷处时感到疼痛

☐ 无法从背后将双手合在一起

　　如果以上选项中有两项以上与你的状况相同，就说明你的肩膀、脖颈、眉头、下颌在不自觉地用力，头部的血液流通不畅。鼓膜内侧的内耳中有感受气压变化的"传感器"，如果耳朵周边的血液流通不畅，"传感器"会比平时更敏感。因此，在雨天、台风天等气压变化的日子，内耳过度传达信息导致自律神经紊乱，人就会感觉头痛、眩晕。

　　如果你的身体情况与上述选项有较多项重合，可以尝试按摩耳朵，或者淋浴时用温热的水冲洗脖颈30秒，促进头部血液流动，改善身体循环。

◆内耳的"传感器"和气压的变化

　　鸟类等动物拥有提前感知恶劣天气的能力。实际上，天气恶化时，人的内耳中的前庭也能够感受到气压的变化，并将信息传递给大脑。因此，天气不好时，人会出现头痛、情绪低落、眩晕、旧伤疼痛等各种不适症状。

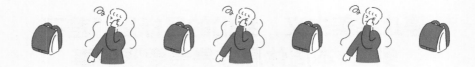

坚持食疗方案的要点

随着季节和环境的变化，4月难免需要过度使用大脑和眼睛。

这个时期感到不适时，请不要立刻责备自己，不要追究为什么头痛。先深呼吸，暂时停止思考，放空大脑，发发呆，让眼睛休息片刻吧。休整完毕，再做力所能及的事情。

请拒绝食用给消化系统带来负担的食物。积极食用卷心菜、山药、白萝卜、大头菜、秋葵、帝王菜、梅干等助消化的食物，调理消化系统。让身体休息一下，再尝试实践本月的食疗方案吧。

营养物质吸收不畅、摄入不均衡是身体不适的常见原因。这时候不要着急，从自己能做的事情开始，慢慢改变。

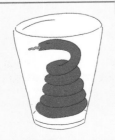

停止完美主义，我们的目标是"差不多"，本周休息才是最要紧的事

摄入维生素 A 和维生素 B_{12}，强化春季虚弱的肝与目

　　这个时期我们可能需要不停地动脑筋。有人很开心，也有人紧张不安、神经紧绷。为了完成不熟悉的工作，需要长时间盯着电脑屏幕，过度用眼的情况会增加。如果工作需要长时间使用电脑，请保证至少每小时休息一次。此外，在工作中有意识地经常眨眼或下移视线，也可以减轻眼睛的负担，预防干眼症。

　　在冬季到来之前，身体会持续处于储存物质的"闭藏"阶段。到了春季，为了给体内储存的物质解毒，肝功能活跃，因此肝储存的"血"容易不足。过度使用眼睛也会消耗"血"，这样身体一不小心就会处于"肝血虚"状态，引发眼睛疲劳、干眼症。

　　眼睛接触的信息过多，或思考比较深入时，也会导致"血"不足。因此，本周的食疗方案建议食用提升肝储血功能的食物，摄入充足的营养物质，例如维生素 B_{12}、铁以及能够强化眼睛黏膜、具有补气功能的维生素 A。

本周保健要点
改善圆肩和驼背

　　圆肩和驼背也会导致肩膀酸痛或头痛。在此为大家介绍一些改善的方法。

　　首先站直身体，双手自然下垂。双手手心面向外侧，以肩胛骨为中心向后旋转双臂。双手手背相对，继续旋转双臂，从身体前侧回到原位。一组 10 次，坚持做 2 ~ 3 组。

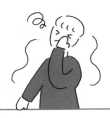

第1周
4/1 ～ 4/7

◆ **本周推荐食物** ◆

胡萝卜

胡萝卜含有非常丰富的β-胡萝卜素，是维生素A的主要来源。胡萝卜能够强化眼睛黏膜、增强视力。

β-胡萝卜素是脂溶性营养物质，与油一起烹饪，吸收率更高。可以用橄榄油、亚麻籽油清炒胡萝卜或做法式胡萝卜沙拉。

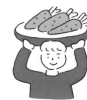

虾

虾中的蛋白质、B族维生素、矿物质非常丰富，还含有能提升肝功能的牛磺酸和甜菜碱，最适合春季补肝血。抗氧化作用强的虾青素能缓解大脑和眼睛疲劳。

虾壳含有动物性膳食纤维，还有甲壳质、壳聚糖等能调理肠胃功能的物质，建议用虾壳煮汤或直接带壳食用。虾中的甘氨酸既是美味的来源，也是能提高睡眠质量的营养物质。因此，虾是非常适合这段时期的健康食物。

本周好汤
番茄胡萝卜大虾汤

将大蒜切成方便食用的大小，与胡萝卜、虾、番茄一同放入水中煮熟，按照个人喜好加入西蓝花、洋葱、卷心菜、鸡肉等食物，最后用味噌调味即可。

本周香草与香料
普罗旺斯香草

在法国南部的普罗旺斯，人们会在庭院里种植香草，采摘后晒干，制成作料。这种香草因此而得名。实际上，这是一种混合香料，以百里香和迷迭香为主，还可以根据个人喜好加入茴香、牛至、鼠尾草等。

◆普罗旺斯香草的食用方法

普罗旺斯香草的食用方法多种多样，可以用于煲汤、烧烤等，也很适合放入需要长时间加热的菜肴，例如煎肉、煎鱼或炖番茄等。不管哪种料理，只要搭配少许普罗旺斯香草，就能瞬间变成时尚的普罗旺斯风味。

可以直接购买成品普罗旺斯香草，也可以试着加入自己喜欢的香草，享受调配的乐趣。

击退头痛的根源，养成健康体质，享受春日乐趣

激活线粒体的食物＋消除活性氧的食物＝头痛的救星

本周温暖的气候还会持续。但忙碌的生活是不是让你饮食、作息混乱，连泡澡的时间都没有呢？制造能量的线粒体只有在体温较高、营养均衡的体内才能活跃地发挥作用。中医认为，这样的状态代表"气"足，体力旺盛。

如果线粒体无法正常发挥作用，会出现怎样的症状呢？代表性症状是头痛。线粒体在产生能量的过程中，会产生一种名为活性氧的副产物。老化的线粒体会排出更多的活性氧。活性氧能够在有害健康的细菌或病毒入侵身体时发起猛烈的攻击，保护身体健康。但如果产生过量活性氧，它会"误伤"自己体内的细胞，引发炎症，进而导致头痛、疲劳、思考能力下降等多种症状。

同时，春季肝虚弱，人容易感到头痛。本周的食疗方案建议充分食用杏仁等坚果，补充改善头痛必不可少的维生素 B_2 和镁。此外，食用具有强氧化作用、能抑制炎症的食物，可以解决线粒体活力低下的问题。

本周保健要点
热敷眼部

将毛巾放入微波炉中，加热30～60秒，用来热敷眼睛。或者在淋浴时闭上眼睛，用热水轻轻冲洗眼部。

过度劳累会导致眼睛疲劳、肩膀酸痛、眼部周围的血液循环不畅。热敷眼部5～10分钟就能改善血液循环。

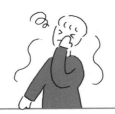

4/8 ~ 4/14

◆ 本周推荐食物 ◆

芝麻菜

芝麻菜含有异硫氰酸烯丙酯、维生素C、β-胡萝卜素、维生素E等多种抗氧化营养物质，能有效抑制活性氧引发的炎症，改善因巨大的压力导致的"肝气郁结"。**压力巨大的时期，如果想缓解过量活性氧造成的头痛，富含异硫氰酸烯丙酯的芝麻菜是你的不二选择。**

杏仁

出现头痛症状时，身体容易缺乏线粒体必需的维生素B_2和镁，杏仁恰好富含这两种营养元素。

杏仁中促进血液循环的维生素E含量丰富，**可以预防头痛。**请注意，杏仁的脂质含量较高，食用过量可能会导致胃胀、不消化。

本周好汤
芝麻菜杏仁浓汤

将芝麻菜、洋葱、菌菇等你喜欢的食物切成适当大小，放入水中煮软，用搅拌机打碎，倒入锅中，加入与水等量的杏仁奶，煮开，用盐调味即可。

本周香草与香料
八角

用红茶或热水冲泡八角可以预防口臭，调理肠胃。八角中的茴香脑有助于改善更年期症状和月经期间的各种问题。

◆八角的食用方法

八角具有甜味，除了泡茶和泡水，还可以用来制作点心。

炒菜或炖汤时只要放一颗完整的八角就够了。

强化肝，释放大脑"内存"，
消除大脑疲劳

应季蔬菜就是最好的食物，
用独属于春日的香气放松大脑

　　这个时期每天可能需要接收大量的信息，但大脑能够输入和处理的信息量是有限的。中医认为，人在思考的时候需要血，负责储血的肝容易缺血。这时身体处于"肝血虚"状态，理解力、记忆力、判断力都会下降。

　　本周的食疗方案建议补充铁、B族维生素、蛋白质以及具有香味的植物化合物，补充肝血，为大脑提供必要的营养，舒缓被过度使用的"气"。

　　如果高强度使用脑前额叶的部分功能，人很容易被压力带来的负面情绪支配。一些行为可以激活大脑边缘区域，帮助人体消除负面情绪，例如听音乐、唱歌、眺望天空、去大自然中散步，也可以利用食疗。

本周中药
钩藤散

　　钩藤散是改善头痛症状的代表性中药，也有助于改善慢性疼痛、头昏、焦虑、情绪低落、肩膀酸痛、耳鸣、失眠等症状。

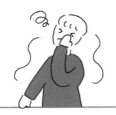

第3周
4/15 ~ 4/21

4月

春　双眼与大脑疲劳升级！想办法解决头痛与眩晕

◆ 本周推荐食物 ◆

鹌鹑蛋

　　鹌鹑蛋的维生素B$_{12}$含量在蛋类中数一数二，这种营养物质能够强化大脑功能，修复大脑的神经细胞。它还含有生成红细胞时不可或缺的铁、维生素B$_{12}$、叶酸、蛋白质等营养物质，最适合滋补"肝血"。

　　鹌鹑蛋的维生素A含量比鸡蛋更丰富，有助于强化鼻腔、咽喉、肠道等部位的黏膜，防止细菌或病毒入侵，增强免疫力，保护眼睛健康。

油菜花

　　油菜花是春季蔬菜的代表之一。它含有维生素A、维生素E等多种具有抗氧化作用的营养物质，能够清除活性氧，还含有能增强免疫力、提升肝的解毒能力的硫氰酸盐。此外，**油菜花中能够提升思考能力、促进肝血生成的维生素C含量很高。**

本周好汤
油菜花鹌鹑蛋汤

　　试试用油菜花、鹌鹑蛋和香菇煮一锅好汤吧。最后加入少许柚子，能促进人体的"气"循环。

本周香草与香料
薰衣草

　　薰衣草中的乙酸芳樟酯能够促进血清素分泌，达到安定情绪、缓解肌肉紧张的效果。可以饮用含薰衣草和迷迭香的混合香草茶，在放松身心的同时促进血液循环。

排出体内堆积的无用物质，
缓解头晕和耳鸣

强化肝、肾的食物，正是春日眩晕的绝佳对策

这个时节虽然偶有大风，但每天都能充分沐浴阳光，气候温暖舒适。虽然身体承受的压力减少，但也有人仍有精神压力。即便已经适应新的生活，在新环境中一点一滴积累起来的压力也不容小觑。

不知不觉间积累的压力、疲劳以及运动不足，会使内耳中的三个半规管变得格外敏感，让人感到头晕目眩。特别是耳朵附近的血液循环不畅时，内耳中敏感的三个半规管会过度传达气压变化的信息。为了适应气压变化，体内的自律神经紊乱，就会产生眩晕感。中医称之为"肝肾阴虚"。对这种体质的人来说，容易受自律神经影响的肝和容易影响耳朵的肾比较虚弱。

本周食疗方案的目标是改善肝肾阴虚，促进血液循环，养成不受气压变化影响的健康体魄。本周推荐食用具有刺激性香味的葱类食物，其含有的烯丙基硫醚能改善血液循环。

本周精油
薰衣草精油

上周享受了薰衣草茶，本周要不要试试用薰衣草精油按摩呢？
薰衣草具有镇静、镇痛、杀菌以及抗病毒的作用。人们很早就用薰衣草来治疗烫伤。用薰衣草精油按摩脖颈及耳朵周围，不仅可以放松精神，还可以缓解肩膀酸痛和头痛、改善血液循环、保养三半规管。

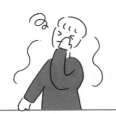

◆ 本周推荐食物 ◆

洋葱

烯丙基硫醚是洋葱、大葱等食物刺激性香味的来源。它可以降低血液黏稠度、**改善血液循环**；促进维生素 B_1 的吸收，增强维生素 B_1 给身体带来的增益效果，例如促进身体代谢、消除疲劳感等。

本周好汤
竹笋洋葱姜丝汤

将竹笋、洋葱切成合适的大小，与姜丝一同用水炖，再用胡椒盐等作料调味即可出锅。如果喜欢吃鸡蛋，最后打个鸡蛋进去也是个不错的选择。

竹笋

竹笋含有丰富的锌、泛酸、酪氨酸。锌对因压力而受损的肾上腺有益，**有助于肾发挥功能**。大脑能顺畅地运行，少不了神经递质乙酰胆碱，泛酸正是这种神经递质的原料。酪氨酸是调理自律神经的甲状腺激素的原料。

本周香草与香料
蒲公英根

蒲公英具有利尿的作用，能够缓解内耳淋巴肿胀，适合容易受气压变化影响的人饮用。蒲公英根是一味中药，中医认为它能清热解毒，有助于治疗粉刺、痤疮、咽喉肿胀。

4月

春 双眼与大脑疲劳升级！想办法解决头痛与眩晕

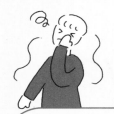

回顾4月

应对春季的头脑疲劳，食疗可能比药物更有效

你是不是每月总有几天需要服用止痛药物？如果服用止痛药物的频率超过三天一次，就需要注意，因为你有可能会患"药物过度使用性头痛"，那时吃药不仅无效，甚至会加重病症。容易买到的药物不一定安全，如果不能适量服药，反而会损害身体健康。为了预防头痛或缓解轻微疼痛而服用止痛药物，可能是头痛的真正原因。因此，服药前请向医生和药剂师咨询正确的用药方法。

自律神经易紊乱的春季，线粒体活性降低，非常容易出现头痛症状。请不要依赖药物，尽量通过饮食来改善头痛。特别是肝弱的人，需要认真实践本月的食疗方案。

· 调理春季虚弱的肝：虾、胡萝卜、鹌鹑蛋、油菜花、洋葱、竹笋。

· 缓解头痛：杏仁、芝麻菜。

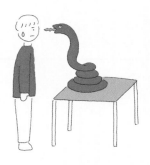

5月 春

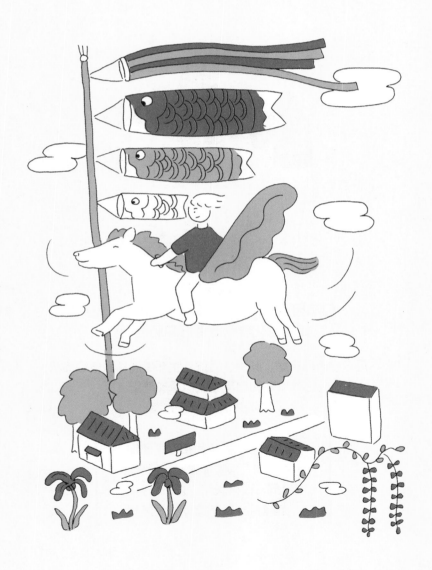

消除身体僵硬和
恼人的异味

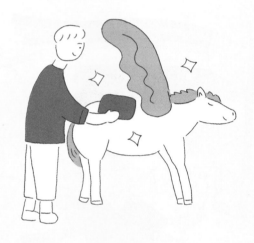

5月正是大展宏图的好时节，
但总因头痛、胀气、体味重而烦恼……
用植物化学物改善肝和肠道吧。

本月容易出现肩膀、脖颈、后背、腹部疼痛和胀气等症状，
体味重和口臭也变得更加严重。
以下是本月的食疗方案。

第1周　改善肩膀和脖颈僵硬
第2周　预防体味重和口臭
第3周　改善腹胀、排气、打嗝
第4周　预防磨牙、咬牙

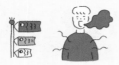

5月强风肆虐，体内的"肝风"也一样

　　满眼新绿的时节终于到来了。花草树木一改冬季的萧条，染上了鲜艳的色彩。但是，在这个时期，身体不适的日子比我们想象中更多。

　　强风肆虐是5月的气候特征，因此中医也把这个时期经常出现的身体疼痛、僵硬等不适症状称为"肝风"。这些不适症状容易在上半身出现，好像大风吹过一般天旋地转，或疼痛感在脖子、侧腹、肩膀、后背等部位来回移动。如果4月新生活的疲劳感和睡眠不足造成的大脑疲劳没有充分恢复，就容易变成"肝阴虚"体质，出现干口症、尿液变浓、面部肌肉抽动、热气不散、入睡后容易出汗等问题。

　　无法控制"肝风"，头痛和眩晕等症状恶化的情况被称为"肝阳化风"。这时需要摄入富含锌、镁、硒等矿物质和能促进肝细胞再生及胆汁分泌的牛磺酸的食物，提升肝功能。

◆大脑疲劳
　　大脑会消耗身体约20%的能量、30%～50%的氧气，同时产生大量活性氧。大脑会在睡觉时清除无用物质，如果过度使用大脑且长期睡眠不足，就会堆积大量的活性氧和无用物质。

肝疲劳是肩膀、脖颈、头部疼痛的原因

中医认为肝春季时最虚弱。肝本身没有神经，即便出现不适也不会感到疼痛，但与肝连接的肌肉会出现异常。例如，如果肝疲劳，胸背侧部可能会不适，与右侧胸大肌相连的神经和膈受到刺激时，还可能会出现单侧肩膀僵硬的症状。神经还连接头、耳朵和眼睛，因此不适感波及的范围比较大。

我们在感受到压力时，交感神经处于优势地位，身体会下意识紧绷，血液循环不畅，肠道功能也随之出现问题。这就是中医所说的"肝气郁结"，表现为"气"循环不畅。如果这种状态一直持续，容易出现肩膀僵硬、脖颈僵硬、后背僵硬、腹胀等症状。罗勒、香菜、茼蒿、芹菜、牛至、丁香等香气扑鼻的食物和橘子、柠檬等柑橘类水果能够改善"气"循环。如果"气"循环不佳，活性氧会增加。食用富含维生素A、维生素C、维生素E的牛油果、南瓜、帝王菜等抗氧化食物也对身体有益。

◆肝与活性氧

肝主要有三个功能：一是代谢糖、氨基酸、脂质、药物等物质；二是解毒；三是合成能消化脂肪、排出无用物质的胆汁。肝中的每一个细胞的线粒体都需要加足马力工作，这个过程将产生大量的活性氧。因此，摄入抗氧化作用较强的食物对保障肝的健康非常重要。

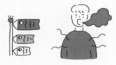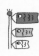

5月，身体发出改善体质的指令

本月容易感觉身体僵硬、腹胀、体味重、口臭。
这是之前的不良生活习惯带来的后果

五一假期里，你有没有暴饮暴食？面包、炸鸡等高热量食品、酒精、过量的肉类都会导致肠道环境恶化。如果有害菌大量繁殖，可能会产生有害身体的氨，它会被运送至肝部，进行解毒。这一系列过程被称为"肝肠循环"。

但是，春季肝比较虚弱。过多的氨等有害物质会给肝带来巨大的负担，让后背等肝周边的部位变得僵硬。不仅如此，如果肝无法完全解毒，氨随血液被运送至全身各处，就会产生口臭、体味重等症状。

因此，5月最重要的就是加强"气"的"推动"作用，促进身体排出毒素。欧米伽3脂肪酸、维生素E能够抑制有害物质引发的炎症，为调节"气"循环的肝减负。

◆肝肠循环

　　肝合成的胆汁进入小肠，可以帮助身体消化、吸收油脂，净化肠道。约99%的胆汁的主要成分——胆汁酸还会经过肠道再次回到肝部，这个过程叫作肝肠循环。我们的身体每天大概会经历10次这样的循环。

　　如果肠道环境紊乱，就会分泌具有毒性的胆汁酸，使肝产生疲劳感。肝无法完全处理的有害物质会随着血液流向全身，带来口臭、体味重、皮肤干燥、糖尿病、高脂血症等各种问题。

肠道环境怎么样？屁能告诉你答案

　　一般来说，屁是吞咽食物时咽下的空气，或肠道内的细菌分解出的氢气、甲烷等气体。如果身体排出氨、硫化氢、吲哚、粪臭素等具有强烈气味的物质，说明肠道环境已经恶化，并给肝造成了负担。身体在摄入较多的动物性蛋白质和脂肪后，有害菌较活跃，容易产生有气味的气体。因此，吃完烤肉放臭屁无法避免。但如果每天都频繁放臭屁，就说明肠道环境出现了问题。

　　如果你的生活习惯没有发生大的变化，请看看以下选项中有几项和你的情况相符。（吃完大蒜、洋葱、烤肉或油炸食品等油脂较多的食物，不能以此标准评判。）

　　□ 经常一天放6次屁以上　　□ 放屁的声音不干脆

　　□ 屁有强烈的恶臭味　　　　□ 经常便秘或腹泻

　　□ 常感觉腹胀

　　如果有三项以上相符，说明身体不适是由"肝肠循环"造成的，且体内堆积了毒素，可能会进一步发展为"肝气郁结"，出现严重的体臭。

坚持食疗方案的要点

肝虚弱时最容易出现的问题就是肩膀及后背僵硬、头痛等慢性症状，很多人并不会专门解决这些问题。但是如果放任不管，很可能造成体味重、口臭、放臭屁、大便异味强烈等问题。

如果不知道怎么解决身体不适，可以先试试饮用温热的花草茶来调理，例如玫瑰果茶、芙蓉花茶等。这些花草茶中含有丰富的维生素C和柠檬酸，能够在抗氧化的同时强化肝功能。还可以在茶中加入一些姜泥。

肩酸、头痛和烦人的体味都是因为肝功能低下，毒素在体内堆积。本周的食疗方案也许可以解决你的问题。

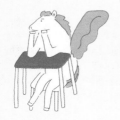

◆口臭检查

一般来说，有口臭的人往往意识不到自己有口臭。这里简单介绍几种口臭的自查方法。

1.杯子法

向杯子里呼一口气，用手盖住杯口，呼吸一次，然后拿开手，嗅闻杯中的空气。

2.镜子法

舌苔厚的人容易有口臭，可以对着镜子观察自己的舌苔。如果口腔有杂菌繁殖，异味可能会比较明显。

用食疗和肠道拉伸运动
改善严重的肩颈酸痛

肠道和肝共同承担排毒的重任，
用吉尼斯世界纪录认证的最强食物击退酸痛

这个时节，随处可见刚刚吐蕊的鲜花。本周将迎来令人期待的假期，经过一整个四月的辛勤努力，终于可以放松下来休养身体了。

春季的特征是肝负担重，气血循环不佳。肩颈容易不自觉发力，产生强烈的酸痛感。本周食疗方案的重点是充分食用促进血液循环的食物，改善肩颈酸痛。肩颈之所以产生酸痛感，可能是因为身体长时间维持同样的姿势，血液循环不良；也可能是因为压力导致身体不自觉用力，"气"循环不良。因此，推荐在这个时期多食用富含维生素E的食物和能够舒缓身心、改善"气"循环的柑橘类食物。

当肝的"气"循环不佳时，肝肠循环也会停滞。这时可以食用富含膳食纤维和谷胱甘肽的食物，强化肝和肠道的解毒功能。在注意饮食的同时，也可以通过运动和按摩促进血液循环，调理身体状态。

本周保健要点
为肝保暖

肝是负责代谢和解毒的重要器官。为了帮助肝完成使命，需要供应足够的血液。因此，为肝保暖非常重要。这样可以改善肩膀酸痛、身体浮肿、皮肤干燥、头痛、黑眼圈、指甲脆弱、宿醉等肝功能低下引起的不适症状。肝位于腹腔的右上部，可以在该部位贴上发热贴。向右侧躺时，肝位于下方，受重力的影响更容易聚集血液，

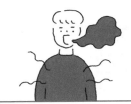

◆ 本周推荐食物 ◆

牛油果

　　牛油果含有促进肠道蠕动的膳食纤维和提升肝功能的谷胱甘肽。这种食物非常贴合本周的主题——改善肝肠循环。牛油果极高的营养价值甚至得到了吉尼斯世界纪录的认证，对身体健康十分有益。

　　牛油果含有抗氧化的植物化学物、维生素A、B族维生素、维生素C、维生素E、钾、不饱和脂肪酸等。一个牛油果的热量约为300大卡，建议每天的摄入量不要超过半个。

柠檬

　　柠檬属于柑橘类水果，含有大量的柠檬烯。这种成分具有香味，能调整"气"循环，缓解压力。柠檬烯还能促进胆汁和唾液分泌，优化消化系统，促进血液循环，预防脱发。柠檬中的柠檬酸和维生素C可以提高肝功能，预防胆结石。

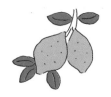

本周好汤
牛油果浓汤

　　将半个牛油果与水、豆浆一同煮开，加入胡椒盐和柠檬汁调味。牛油果可以用破壁机打碎，可以压成果泥，也可以直接切块。

本周香草与香料
桑葚干

　　桑葚是桑树的果实，桑葚干常用于缓解眼睛疲劳、提高睡眠质量、抗衰、调理肠胃。桑葚干的维生素C和花青素含量非常高，具有抗氧化的作用。

5月

春　消除身体僵硬和恼人的异味

　　因此推荐宿醉时以此姿势休息。头和脚的位置略高于腹部时效果更明显。

◆肠胃伸展运动

　　保持站立姿势，张开双脚，与肩同宽。两手交握，伸展手臂至头顶。轻轻吸一口气，一边以慢于吸气一倍的速度吐气，一边将上半身侧弯至与地面平行。重复吸气、吐气的动作，向另一侧拉伸。这个动作能够在刺激肠道的同时，改善肩颈血液循环。

解毒功能不佳是导致
皮肤干燥和异味的元凶

用清香的植物化学物消除体内有异味的有害物质

刮大风是春季的特征之一。受大风的影响，我们体内也会如大风肆虐一般，出现头晕、头痛、后背僵硬等症状。这种状态被中医称为"肝阳化风"。

此外，如果生活习惯不规律或者饮食不均衡，肠道环境可能会恶化。肠道内的有害菌增加，就会产生氨等有害物质。肝可以解毒，但如果肝来不及处理，这些有害物质就会随血液循环运往全身，导致口臭或体味重，这就是中医所说的"湿热"。湿热是指本该排出身体的无用物质和毒素在体内聚集，引发炎症，造成发烧、异味、浮肿、瘙痒、出现黏液性分泌物等症状。因此，长痤疮的时候，也要注意口臭和体味重。

本周的食疗方案建议食用富含植物化学物的食物，帮助提升肝和肠胃功能。如果肝肠循环不畅，湿热的毒素会堆积在体内。赶快给身体做一次"大扫除"，解决烦人的异味和皮肤问题吧！

本周保健要点
保养肩颈

如果锁骨周边的淋巴结中堆积了无用物质，不仅容易长皱纹，还会出现肩膀酸痛、头痛、浮肿等症状。在此介绍一种疏通锁骨周边的淋巴结、颈部淋巴结、腮腺淋巴结的按摩方法。

1.将面霜或乳液涂抹在脖颈、锁骨和肩膀上，双手握拳，用手指的第二个关节顶住耳下的凹陷处，轻轻揉搓。

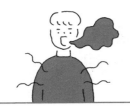

5/8 ~ 5/14

◆ 本周推荐食物 ◆

西柚

　　西柚含有能提高肝功能的肌醇。它的香味来自诺卡酮、柚皮苷、柠檬烯等植物化学物。诺卡酮可以抑制内脏脂肪堆积，柚皮苷可以抑制食欲，柠檬烯可以帮助身心放松。如果因为饮食过量，导致皮脂分泌旺盛，一定要试试吃西柚。

本周饮品
西柚苹果泥热饮

　　用热水冲泡苹果泥与西柚果肉，然后用低聚糖调整甜度。也可以用蜂蜜代替低聚糖，但请尽量选择没有被加热过的蜂蜜或非精制蜂蜜。

苹果

　　苹果中的果胶和多酚可以调理肠道环境，抑制口臭和体味重。果胶这种植物化学物是肠道内有益菌的"食物"，具有清肠效果。多酚具有较强的抗氧化作用，可以防止肠道内的有害菌繁殖。

　　此外，苹果还能够降低低密度脂蛋白、促进胆结石排出、抑制血糖急速升高、改善生活习惯病。

本周香草茶
路易波士茶

　　路易波士茶中的营养成分包括镁、锌、钙、磷、钾、钠等，与人体的营养结构非常相似。此外，路易波士茶中的多酚天冬酰胺还具有抗氧化、强化血管的作用，有助于改善糖尿病和痛风。

　　2.沿耳下的凹陷处至脖颈根部来回按摩，重复5次。
　　3.沿锁骨上方的凹陷处，由内至外按摩5次。
　　4.沿锁骨下方的部位由内至外按摩5次。
　　5.沿肩膀到锁骨凹陷处按摩5次。
　　左右各重复一组。

◆蜂蜜的挑选方法
　　如果想购买有益身体的蜂蜜，一定要注意包装上是否有"精制蜂蜜""加糖蜂蜜""高果糖浆"等标签，更要选择纯天然蜂蜜。

通过咽唾沫缓解紧张感
优化身体循环，促进身体排气

优化肝功能的"草药之王"，
缓解紧张情绪，改善肠道环境

最近一周天气温暖，有时甚至如盛夏般炎热。气候稳定的5月本该是舒适宜人的好时节，但如果在假期中生活不规律，或压力较大，就会出现腹部胀气、大便软黏且异味强烈等症状。特别是在压力下暴饮暴食时，肠道内的有害菌增加，体内毒素堆积，给肝带来负担。因此，肝所在的右侧腹和后背会出现不适感。

另外，人在紧张时常会下意识咽唾沫，不知不觉间咽下大量的空气，导致腹胀、放屁和打嗝的频率更高、咽喉出现异物感。这就是中医所说的"肝郁气滞"，即肝功能低下引起的"气"循环不佳。本周的食疗方案挑选了富含植物化学物的食物，有助于缓解造成暴食冲动的压力，缓解令人下意识吸气的紧张感。同时，本周延续上周的方案，在饮食上注意减轻肝的负担。

本周中药
桂枝茯苓丸

这种中药的功效与其说是缓解压力，不如说是改善血液循环。它有助于缓解肩膀酸痛、头痛、头晕、潮热、下半身发冷、长斑、湿疹、痛经等多种不适症状。

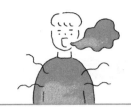

5/15 ～ 5/21

◆ 本周推荐食物 ◆

罗勒

　　罗勒之所以香味清新，是因为含有芳樟醇、樟脑、丁香酚等植物化学物。它有很强的抗菌、镇痛、防虫、舒缓等作用。罗勒可以改善肝气循环，缓解腹胀，能够有效清除引起肠漏综合征的念珠菌。罗勒还含有强效抗氧化物质β–胡萝卜素和维生素E，古代埃及人将罗勒称为"草药之王"。

扇贝

　　扇贝富含可以改善肝功能的代表性营养物质——牛磺酸。这种食物营养均衡、高蛋白、富含锌和铁等矿物质。扇贝中的铁、维生素B_{12}、叶酸等营养物质能够滋补肝血，强化肝。

　　市面上可以买到各种扇贝，例如冷冻扇贝、扇贝刺身、瑶柱等。扇贝的营养价值很高，建议在家里储存一些。

本周好汤
意式风味扇贝番茄汤

　　用番茄汁炖煮扇贝和罗勒片刻，再倒入与番茄汁等量的豆浆，用胡椒盐调味即可出锅。

本周香草与香料
茴香籽

　　茴香籽常用作胃药，有助于消化，还能改善腹胀、便秘、腹泻等腹部不适症状。此外，它的抗菌作用也很强，可以用于预防口臭。有些印度餐厅会在客人用餐后提供茴香籽。

5月

春　消除身体僵硬和恼人的异味

◆茴香籽的食用方法

　　茴香籽的风味与番茄相得益彰，可以撒在番茄汤中调味。

　　茴香籽本身味道甘甜，具有放松精神、促进排毒的效果，也可以试试放入香草茶或热水中饮用。

养成好习惯，
改变紧张时爱磨牙的毛病

一杯富含维生素的香茶，为这个季节带来无限活力

下个月就是潮湿的梅雨季，现在气候还算稳定，温差较小，气温宜人，正是让人向往户外的好时节。但不是所有人都能享受这样的好时光，例如患"五月病"的人。他们常常感到情绪低落，压力较大的时候频繁磨牙或无意识咬牙。中医认为这是"肝气郁结"。口腔最内侧的牙齿互相摩擦时，脖颈、肩膀需要发力。如果磨牙严重，就相当于给牙齿施加了很大的力。下巴、脖颈、肩膀的肌肉僵硬，自然会带来肩膀酸痛、血液循环和淋巴循环不畅等问题。如果情况严重，还可能会出现头痛、牙齿磨损、牙齿断裂、颌关节炎等问题。中医认为，下颌时刻发力，身体无法放松的人属于易焦虑、易急躁、易愤怒体质。

本周的食疗方案建议食用富含清香植物化学物的食物，以稳定情绪、放松身心、改善血液循环。充分摄入能改善肝功能、促进气循环的营养物质，让稳定的健康状况持续下去吧。

本周精油
柠檬草精油

柠檬草具有放松精神、提高注意力、抑制炎症、缓解疼痛、抗菌、抗病毒、防虫等作用。

本月推荐用柠檬草精油按摩肝部和饱胀的腹部。

将一点儿荷荷巴油、椰子油或橄榄油倒在手心，加一滴柠檬草精油，用手搓开。然后用双手一边搓热腹部，一边深呼吸。可以左右同时按摩。

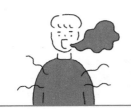

◆ 本周推荐食物 ◆

薄荷

薄荷中的薄荷醇是一种植物化学物，能够改善"气"循环、提神醒脑，还能起到缓解肌肉紧张、扩张血管的作用，对缓解头痛和肩膀酸痛非常有效。它还有抗菌作用，能解决恼人的口臭和体味重问题。

薄荷可以调理肠胃，抑制肠道炎症，对腹泻也很有效果。如果不习惯食用薄荷，嗅闻薄荷的清香也有很好的效果。

橙子

橙子的膳食纤维含量比橘子更加丰富，如果想调理肠道环境，橙子的效果更胜一筹。橙子的香味来自柠檬烯，这种植物化学物可以放松精神、改善"气"循环。橙子还能通过增加唾液分泌来帮助消化。橙子的白丝含有橙皮苷，能够强化毛细血管，促进血液循环。将橙子切开，装进保鲜袋冷冻，可保存两个月左右。

本周饮品
橙子生姜薄荷热饮

将橙子去皮，用榨汁机榨成汁。装进塑料袋里挤出汁也可以。用热水冲泡橙汁、姜泥与低聚糖，最后点缀一片薄荷即可。

本周香草与香料
丁香

丁香具有强效的抗菌、抗氧化、镇痛、消炎作用。它能够有效改善肠胃功能，缓解腹胀、打嗝、呕吐等症状，预防传染病，改善牙痛及牙龈炎症。其口味甘甜，可以用作锅物料理的底料，也可以泡在热茶中饮用。

◆丁香的食用方法

每500毫升茶水中加入1~3颗丁香就可以充分激发香味。也可以用低聚糖腌渍橙子和丁香，加入喜欢的茶中饮用。

欧洲有将丁香扎在橙子上，做成丁香球用来驱邪的传统。

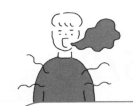

5/29 ～ 5/31

回顾5月

向身体不适道谢，
在发展成大病前赶快改掉坏习惯

　　肩膀酸痛、放臭屁、口臭、体味重等虽然都是小问题，但不能放任不管。因为这些问题都是不良的生活习惯造成的。如果不加以干预，它们会成为顽固的习惯。这些问题不仅让人尴尬，还有可能发展为其他疾病。

　　肝肩负着身体的免疫功能，能够解毒。如果你为肝慢性增加负担，就容易在季节变换时患感冒，也更容易感染流行性病毒，稍不注意身体就会出现各种不适。为避免伤害肠道和肝，最重要的是尽量少摄入酒精、甜食和小麦制品。希望通过本月的食疗方案帮助你养成健康的饮食习惯，减少肠道和肝的负担。

· 保养肝：柠檬、西柚、扇贝。
· 保养肠胃：牛油果、苹果、薄荷、橙子、罗勒、西柚。

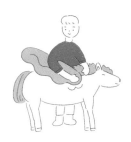

6月

春夏之交
（长夏）

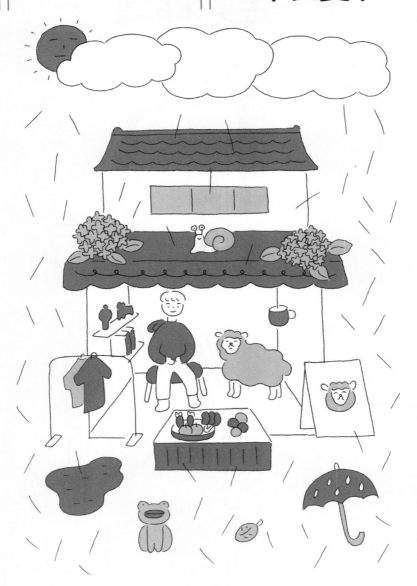

减少三成饮食，
促进身体排毒

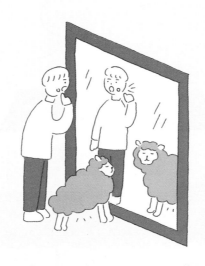

潮湿闷热的梅雨季节，适度空腹是良药。
增加健康线粒体，掌握长寿秘诀！

本月，痤疮、浮肿、腹部突出是常见的烦恼。
以下是本月的食疗方案。

第1周　预防痤疮
第2周　改善内脏下垂造成的血液循环不良
第3周　应对浮肿，提升代谢
第4周　强化血管

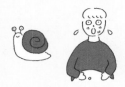

面对梅雨季节到来前的低气压，
不积攒"痰湿"和"湿热"是最基本的应对方法

气候宜人的时节转瞬即逝。进入6月，降雨的日子越来越多，梅雨季节即将到来。

梅雨前线会带来低气压，人体细胞中的水分向外渗出，因此身体容易浮肿。此外，气压降低导致空气浓度稀薄，那么副交感神经就会占据优势地位，以适应这样的环境。这种状态下，人很容易感到疲劳、困倦。一旦自律神经紊乱，身体就容易因为环境变化而浮肿。

中医将湿度较高的状态称为"痰湿"。多余的水分积存在体内时，负责消化的脾较虚弱。

人体清除"痰湿"和"湿热"状态的功能被称为"自噬"，这种功能在空腹状态时更易发挥作用。如果不停地摄入食物，完全没有空腹的时候，细胞就无法自噬。低质量的线粒体本该被清理，但如此一来，只能堆积在体内。低质量的线粒体是活性氧的源头，可能会对DNA（脱氧核糖核酸）或蛋白质造成损伤，使人患各种疾病。

◆脾虚的特征

喜欢甜食和面包、饭后容易犯困是脾虚的特征。过量饮食、血糖失调，甚至潜在性的低血糖都有可能导致脾虚。另外，自噬具有促进胰岛素分泌、控制血糖等作用。饱腹时自噬功能比较迟钝，因此脾虚的人应该注意不要过量饮食。

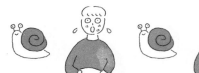

本月应该控制食物摄入量，每餐只吃七分饱即可。实践一段时间后，你可能会发现身体和心灵变得轻盈，坚持这样的习惯不再是难事。身体沉重时可以尝试养成这样的习惯。

姿势不佳、湿度太大时，代谢效率低，容易发胖

6月，连绵不绝的雨将我们困在家里，看电视、看视频或玩游戏的机会更多了。这时应该特别注意自己的姿势。注意力特别集中的时候，你会不会无意识地头向前倾呢？不正确的姿势加上缺乏运动，可能会导致肌肉功能下降或身体倾斜，使肌肉无法在正确的位置支撑内脏。这样会导致内脏下垂、驼背、小腹凸出。6月负责消化的脾较虚弱，内脏下垂，影响消化、吸收功能，人容易发胖。这就是中医所说的"脾气下陷"。

6月，肠胃功能因湿气而低下。再加上生活习惯导致的肌力下降、骨骼不正，使得内脏下垂，因此必须有意识地调理脾脏，充分摄入助消化的食物，补充B族维生素和蛋白质等营养物质，以补充体力、强化肌肉，使其更好地支撑内脏。

◆容易疲劳的人要注意

如果你经常感到疲劳，可能是因为线粒体减少，产生了大量活性氧，也可能是因为身体无法清除低质量线粒体。进食快、暴饮暴食、摄入热量过多、摄入糖质过多都是容易疲劳的原因。为了提高自噬功能的效果，请不要吃得过饱，也不要在饮食时分心做其他事。

6月，身体发出改善体质的指令

"脾气虚"导致肠胃负担加重

脾是消化器官，脾虚使肠胃的负担加重，容易引发小腹凸出、发胖、长痤疮等问题。"脾气虚"体质的人难以使身体各器官保持正确的位置，容易出现与出血相关的不适症状，例如不知不觉间身上出现瘀青、鼻子或牙龈出血、女性异常出血、经期过长等。能够帮助身体止血的维生素K除了可以通过饮食摄入，也可以通过肠道内的菌群自主合成，因此需要保证肠道环境的稳定。

为了预防内脏下垂，养成不易胖体质，需要强化支撑脏器的腹部肌肉，增强"气"的"固摄"作用。大部分的"气"都在脾脏中形成，剩下的一部分通过呼吸在肺中产生。想要滋补脾气，可以积极食用白萝卜、卷心菜等助消化的食物以及肉类、鱼类、豆类等富含蛋白质的食物。

◆长寿基因

如果体内的长寿基因能充分发挥作用，就可以延缓衰老，让人看起来更年轻。

长寿基因有两个功能：一是防止活性氧产生，防止遗传因子和线粒体老化；二是激活自噬功能，清除异常的蛋白质和低质量线粒体。

要想使长寿基因稳定工作，需要满足以下三个条件：

1. 有意识地控制饮食，每餐只吃七分饱。
2. 充分摄入NMN。它属于维生素B_3的一种，存在于卷心菜、西蓝花、蚕豆、牛油果等食物中。
3. 充分摄入多酚白藜芦醇。它多存在于花生皮、葡萄、蓝莓等食物中。

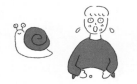

 你是"脾气虚"体质吗?

☐ 正常情况下体温不超过36摄氏度

☐ 蹲下时脚后跟无法着地

☐ 身上容易出现瘀青

☐ 饭后小腹凸出

☐ 手发黄

☐ 疲劳感难以消除

☐ 容易便秘

☐ 平躺时小腹鼓起

☐ 体态不佳,总是驼背

☐ 只用腹肌的力量无法起身

如果以上选项中有四项及以上与你的情况吻合,就说明你"脾气"不足,需要改善体质。也许由于腹部甚至全身的肌肉力量不足,你的内脏位置已经下垂。内脏的功能和基础代谢低下,吸收营养、排出无用物质的功能自然也会下降。脾是让身体保持健康的"气"之源,如果脾虚,就容易感到全身不适。如果总觉得有哪里不舒服,可以好好检查一下你的脾是否健康。

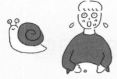

坚持食疗方案的要点

　　梅雨季节，比起摄入营养，更重要的是控制饮食。控制饮食并不容易，但对这个月的健康状况至关重要。

　　助消化的食物非常适合本月。梅雨季节身体状况不稳定的人尤其需要有意识地食用这类食物。

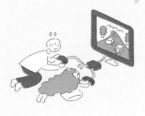

与腹部充分"沟通"，
预防湿疹、油腻、发红等皮肤问题

空腹是慰劳脾的良药，
慰劳皮肤要靠助消化食物

最近下雨的日子越来越频繁，梅雨季节就快来了。高温多湿的时节在中医中被称为"长夏"，这时承担消化功能的脾容易虚弱。如果现在肠胃就已经有些不适，今后情况可能会恶化。

本周可以积极食用助消化的食物来强化肠胃功能。喜欢吃甜食或者油炸食品的人需要多加注意。高温多湿的季节，皮肤油脂分泌旺盛，暴饮暴食会给肠胃造成负担，长粉刺或痤疮。如果缺乏运动，并放纵自己吃喜欢的食物，可能会变成"痰热内扰"体质，引发炎症。这时，不仅皮肤会变粗糙，身体还会变得沉重。如果空腹时间少，体内负责清扫的自噬功能就不会启动，低质量的线粒体在体内累积，产生大量的活性氧，使得上述症状恶化。

本周食疗方案的要点是每餐不要吃到十分饱，与自己的肠胃多"沟通"。尽量选择助消化的食物来慰劳肠胃。如果想补充蛋白质，请尽量选择脂质较少的食物。

本周保健要点
腹式呼吸法

你听说过腹式呼吸法吗？这种运动能够锻炼支撑内脏的肌肉。下面简单介绍一下步骤。

仰卧或采取舒适的坐姿，将一只手放在腹部肚脐处，放松全身。先自然地呼吸，然后吸气，最大限度地使腹部鼓起，胸部保持不动。几秒后缓缓呼气，最大限度地收紧腹部。如此循环几次，就可以收获良好的锻炼效果。

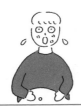

第1周
6/1 ～ 6/7

◆ 本周推荐食物 ◆

卷心菜

　　卷心菜含有能帮助肠胃发挥功能的维生素U，还有能抑制痤疮等炎症的萝卜硫素和抗氧化效果较强的维生素C。此外，它含有的NMN能够提高线粒体及长寿基因的活性，提高活性氧的代谢效率。

　　脾虚的人可以在这个湿气较重的时节多食用卷心菜沙拉。

章鱼

　　章鱼的蛋白质含量高、脂质含量低、热量低。它含有丰富的牛磺酸，可以改善肝功能，为湿热体质排毒。章鱼还含有能促进皮肤新陈代谢的维生素A、B族维生素、锌等多种营养物质。

　　章鱼可以用来做沙拉、炖煮。试着用它做各式菜肴吧。

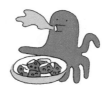

本周好汤
章鱼排毒汤

　　将带壳的虾、章鱼、卷心菜、芹菜、番茄一同放入水中炖煮，用适量盐调味即可。可以根据个人口味加入罗勒、牛至、迷迭香等香料调味。

本周的超级食物
即食酵母

　　本周介绍的并不是香料，而是由甘蔗和甜菜发酵制成的超级食物——即食酵母。它的蛋白质含量很高，还有丰富的B族维生素和矿物质，味道很像芝士粉。如果肠胃不适时想为身体补充营养，即食酵母是你的不二选择。

6 月

春夏之交（长夏）　减少三成饮食，促进身体排毒

◆卷心菜食谱

　　将卷心菜制成泡菜十分方便。

　　将大约1千克卷心菜切成丝，加入约20克盐、一小勺低聚糖、适量香叶及小米椒，放入保鲜袋中充分揉搓，用水瓶等重物压住，常温放置3天。卷心菜散发酸味就代表泡菜做好了。将泡菜放到储存容器中，大约可以在冰箱中保存一个月。

127

强化持久力，伸展背阔肌，
解决头痛、肩膀酸痛、痛经

改善内脏下垂就能缓解身体疼痛，
你需要有助于脾脏加强"脾气循环"的食物

进入梅雨季节，衣服、鞋子和皮肤总是又黏又湿，让人浑身难受。外出变得麻烦，大多数时间你可能会待在家里。这时请特别注意你的姿势。

专注于使用电脑或手机时，可能会下意识保持不良姿势。这样会导致骨盆倾斜，内脏下垂，压迫内脏周围的肌肉、血管和淋巴。正如中医所说的"不通则痛"，血液循环和淋巴循环受阻碍的部位会感到疼痛。因此，容易出现腰痛、痛经加重等症状，甚至影响全身的血液循环，出现体寒、肩膀僵硬等多种症状。同时，姿势不佳使身体前倾，呼吸随之变浅，这也会引起"气"不足。

本周的食疗方案建议食用强化"气"的食物，改善代谢功能低下的症状，预防体寒，强化持久力。为了不给肠胃造成负担，摄入助消化的蛋白质、B族维生素、铁等营养物质也非常重要。

本周保健要点
锻炼肌肉

为了保持身体的肌肉量，这段时期一定不要忘了进行适当的锻炼，例如睡前做几组仰卧起坐。

请注意，如果你正处于身体不适的时期，运动一定要量力而行。

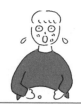

◆ 本周推荐食物 ◆

白萝卜

　　白萝卜含有淀粉酶，可以帮助消化，非常适合与肉类等给消化系统造成负担的食物一同食用。白萝卜属于十字花科蔬菜，含有抗氧化、抗糖的辛辣成分——异硫氰酸盐，这种成分可以改善"气"循环。

本周好汤
白萝卜泥猪肉汤

　　只要在日常喝的猪肉汤里加入白萝卜泥即可。

　　将白萝卜捣成泥，其含有的能够抑制炎症的异硫氰酸盐能更高效地被人体吸收。推荐喝汤时再加萝卜泥。

猪肉

　　猪肉富含补气的蛋白质、铁、锌等矿物质以及B族维生素，可以为肌肉补充必要的营养，防止内脏下垂，改善身体循环。猪肉中提高糖质代谢功能、为身体合成能量的维生素B_1含量尤其高。

　　除此之外，猪肉富含谷氨酸、肌苷酸、鸟苷酸、抗氧化的肌肽等成分，能增加食物的香味，十分美味。

本周香草与香料
鼠尾草

　　鼠尾草具有强效的杀菌、止汗作用，对消化器官有益。如果有皮肤问题，可以食用这种具有抗菌作用的香草。它非常适合与羊肉、动物肝脏等味道强烈的食物一同烹饪。也可以用来做香草茶或漱口水。

　◆十字花科蔬菜的烹饪方法
　　将白萝卜等十字花科蔬菜切碎，或者捣成泥，能提高异硫氰酸盐的吸收率。十字花科蔬菜还包括芥菜、西蓝花等。

6月

春夏之交（长夏）　减少三成饮食，促进身体排毒

129

"戒断"是易浮肿的梅雨季节应遵守的铁则

用优秀的排水食物和增量食物①，对抗气候变化和垃圾食品

本周气温有所上升，梅雨季节仍然没有结束。

梅雨季节气压变化很大，肠胃功能下降，体内的水分无法正常循环，常会聚集在各个部位。气压低导致身体受到的压力变小，水分更倾向于向体外移动。这时血液循环和淋巴循环不畅，头部、手脚等部位容易积攒水分，引发浮肿、头痛、眩晕、四肢乏力等不适症状。

在这个季节，食物容易腐坏。或许你也曾因此而选择不容易变质的方便食品，而且这些食品的味道让人欲罢不能。在这个季节特有的挑食倾向和低气压的共同作用下，加上体内"痰湿"累积，人非常容易发胖。

在本周的食疗方案中，戒断比摄入更重要。本周介绍的食物能够用来制作增量食物，具有较强的抗氧化作用，还能将体内的水分和无用物质一并排出。

---

① 指体积比较大的食物，特别是既便宜又能增加饭菜量的食物。在购买食物的费用比较紧张的情况下，这类食物性价比很高。——译者注

本周中药
半夏白术天麻汤

气压变化较大时，很多人会感到身体不适。如果你的身体如天气预报一般，气候一旦变化就出现头痛、头晕、耳鸣、肠胃功能失调、水分代谢紊乱等症状，半夏白术天麻汤是你的不二选择。它能有效改善易疲劳、体寒、头痛、头晕、积脓、恶心、耳鸣等症状。

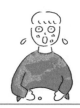

◆ 本周推荐食物 ◆

红叶生菜

其实红叶生菜的营养价值比生菜更高。它含有丰富的具有抗氧化作用的胡萝卜素以及可以改善浮肿的钾。同时，它的膳食纤维含量丰富，通过肠道时速度缓慢，可以抑制糖质吸收，延长消化时间，预防过量饮食。

便秘时，摄入不溶性膳食纤维与水溶性膳食纤维的理想比例为2:1。红叶生菜中的膳食纤维非常接近这一比例，能帮助身体排出无用物质。

本周好汤
**红叶生菜豆芽
秋葵汤**

将木鱼花、切碎的海带、豆芽、切好的秋葵放入水中煮熟，淋上搅好的鸡蛋液，放入红叶生菜，待食物煮软，加入盐曲调味即可。

豆芽

豆芽价格便宜、热量低，很多人用豆芽制作增量食物来减肥。它含有助消化的淀粉酶，以及能调理肠道环境、促进排便的膳食纤维。豆芽还含有丰富的钼、可以促进身体造血的铁。豆芽中的叶酸也可以有效预防肝血不足。

本周香草与香料
车前子壳

车前子壳是车前草种子的外壳。中医将车前草的种子叫作车前子，用于改善浮肿。它含有丰富的膳食纤维，具有吸附水分的特性，可以改善便秘。它还有降低胆固醇、利尿的作用，非常适合体内水分过剩的人。

◆车前子壳的妙用

车前子壳可以替代淀粉，为食物勾芡。车前子壳用热水溶解后非常像蕨饼，食用方法很多，例如直接吃，或者用来制作甜品。

9月

春夏之交（长夏） 减少三成饮食，促进身体排毒

131

夏乏早早出现，快为盛夏做准备，开始补气吧

"脾气虚"的人身上莫名出现瘀青，需要强化毛细血管，促进血液循环

最近可以清晰地感受到，梅雨季节就要结束了，但闷热的天气难免让人感到疲劳、身体沉重。中医称之为"脾气虚"，特征是肠胃虚弱、肌肉无力、代谢低下、易疲劳、易体寒。这种体质的人在夏天吃凉菜或吹空调时，容易出现不适症状，例如腹部不适、没有食欲、体力不足。

"气"的"固摄"作用能控制出血。所以"脾气虚"的人可能有身体容易出现瘀青、经期延长、受伤后难恢复等症状。这是因为毛细血管脆弱，所以有必要强化遍布全身的毛细血管，让营养物质和氧气能充分运输至身体各处。如果受伤后难自愈、身体容易出现瘀青、易体寒、感冒时间过长，有可能是低质量线粒体使得活性氧增加，端粒缩短，影响细胞再生造成的。本周的食疗方案建议充分摄入低脂质的抗氧化食物，让身体在肠胃虚弱的情况下也能吸收营养，滋补"脾气"。

本周精油
西柚精油

西柚精油可以缓解紧张情绪、改善"气"循环，还可以抑制食欲，非常适合夏天想减肥的人。

满身大汗的季节少不了除臭喷雾，在此介绍一种制作除臭喷雾的方法。在喷瓶中加入95毫升水、5毫升无水酒精、10滴西柚精油、5滴薰衣草精油、5滴茶树精油，充分混合即

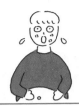

第4周
6/22 ～ 6/28

◆ **本周推荐食物** ◆

鸡胸肉

　　鸡胸肉是补气增肌的代表性食物。"脾气虚"的人需要增强肌肉力量，提高代谢效率，鸡胸肉对此很好的效果。

　　高蛋白、低脂、低热量的鸡胸肉，富含维生素A、B族维生素、维生素C、维生素K以及矿物质，能够消除疲劳、美容养颜、减脂减重。

本周好汤
鸡胸肉蚕豆汤

　　将鸡胸肉焯水，然后与干香菇、蚕豆、姜丝、木鱼花、干海带丝、泡香菇的水一起煮熟，最后用酱油或甜料酒调味即可。

蚕豆

　　蚕豆含有丰富的B族维生素，能够通过扩张毛细血管促进血液流动，缓解体寒。另外，属于维生素B_3的NMN能够增强长寿基因的活性，**适合用来优化代谢，提高体温。**此外，蚕豆中铁和钙等矿物质、蛋白质、膳食纤维的含量也非常丰富。

本周香草与香料
纯可可

　　纯可可含有抗氧化作用较强的多酚——白藜芦醇，可以清除体内异常的蛋白质和低质量线粒体。白藜芦醇也存在于花生皮、蔓越莓、葡萄等食物中。

可。能抑制炎症的薰衣草精油和具有抗菌作用的茶树精油可以在解决皮肤干燥问题的同时有效除臭。

◆蓝莓也是值得推荐的健康食物
　　蓝莓中的白藜芦醇可以增加线粒体的数量，还能强化长寿基因的活性，非常推荐食用。

6月

春夏之交（长夏）　减少三成饮食，促进身体排毒

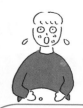

回顾6月

凸起的小腹、湿疹、疼痛是内脏疲劳的信号

下垂的内脏会压迫骨盆,在这种情况下,即使脂肪不多,小腹依然会凸出。这样不仅会导致血液循环不良、消化不良、便秘等问题,还容易出现代谢效率低、易发胖、易疲劳、易体寒、肠道环境恶化、皮肤问题等多种不适。对女性来说,内脏下垂可能会加剧痛经。

凸起的小腹和易长痘的体质都是身体发出的信号。我们要认真审视身体发出的信号,以积极的心态接受内脏负担过重这一事实,通过食疗方案解决问题。

·保养脾:卷心菜、白萝卜。

·保养肠道:红叶生菜、豆芽。

·保养肝:章鱼、蚕豆。

·补"气":猪肉、鸡胸肉。

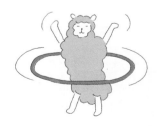

7月

夏
（长夏）

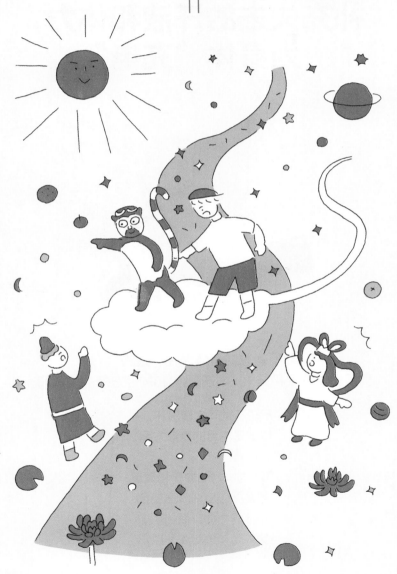

摄入矿物质，
补充失去的汗液和体力，
为身体"充电"

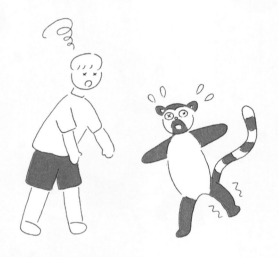

夏日疲惫的身体濒临"短路"，
食用夏季蔬菜和坚果，补充肌肉和神经必备的电解质。

7月，我们会不知不觉间大量出汗，身体容易疲劳。
以下是本月的食疗方案。

第1周　预防中暑和夏乏
第2周　应对气压变化
第3周　提升消化功能
第4周　预防夏季感冒

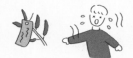

出汗消耗体内的水分和矿物质，造成肌肉和关节疼痛

梅雨季节进入尾声，天气炎热的日子越来越多，睡觉时经常汗流浃背，但很多人还没有意识到白天应该多补充水分。本月需要特别注意的就是在盛夏到来之前充分补充容易流失的水分和矿物质。

随着汗液排出，人体会同时消耗水分和矿物质，导致体内电解质的阳离子与阴离子失衡。电解质一旦溶于水，就具有导电的特性。它与肌肉细胞的活动以及细胞渗透压相关。

如果体内的电解质异常，细胞收缩、全身水量调控等功能都会紊乱。中医称之为"脾阴虚"。你有没有在夏天的夜晚睡觉时感觉肌肉或关节疼痛呢？这就是电解质紊乱的信号。身体无法精准地控制肌肉收缩是造成疼痛的原因。

◆通过大便了解水分补给量

通常来说，排便量为150克时会让人觉得通畅。大便中80%是水分，剩下的20%包括食物残渣、细菌、肠黏膜。人体摄入水分的十分之一会形成大便，由此可以推测，想要通畅地排便，需要饮用1.2升水。但一次性饮用这么多水，身体难以吸收，最好分五六次饮用。不要把含咖啡因或酒精的饮料算在内。当然，这仅仅是一个标准值，需要根据身体状况来调整，出汗比较多时适当增加饮水量，腹内有积水声时适当减少饮水量。

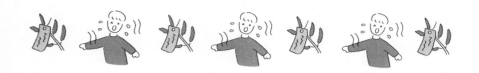

能够调整电解质平衡的常温水、夏季蔬菜和坚果

虽说夏季天气炎热，但只补充水分远远不够，需要同时摄入钠、钾、钙、镁、磷等矿物质，调整体内的电解质平衡。矿物质无法在体内自主合成，需要从食物中获取。天气炎热时，如果腹泻或服用泻药，矿物质难以被人体吸收，电解质平衡很容易紊乱。而且腹泻时身体有脱水的倾向，如果无法吸收充足的水分，或者肠道内的水分不足，大便容易干硬，导致便秘。初夏时期，请一定要有意识地食用富含矿物质的夏季蔬菜、坚果、富含动物性蛋白质的食物，调整电解质平衡。

摄入水分的方法也需要注意，推荐饮用常温水或温水。不能一口气喝大量的冰水，冰水会刺激血管收缩，导致肠胃功能低下。如果一定要喝冰水，可以小口啜饮。人体一次能够吸收的水量是150 ~ 200毫升，超量饮用也只会排出体外。可以间隔30分钟，少量多次地补充水分。

◆脾阴虚

"阴"是指体内离子的状态。在夏季高温高湿的环境中，脾比较容易受损。因此饮食和肠胃的状态都可能造成脾虚和"阴"（离子）平衡紊乱。

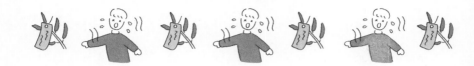

强化免疫力

7月，身体发出强化免疫力的指令

增强免疫力，对抗关节痛、肌肉痛及夏季感冒

夏季造成身体不适的原因数不胜数，例如食用使内脏受凉的食物、炎热的夜晚睡眠不足、酷暑导致食欲减退、使用错误的减肥方式导致营养不良、室内外温差大导致自律神经紊乱、出汗导致电解质紊乱等。从现在开始到8月，体力和免疫力都有所下降。"夏乏"其实就是营养不良、体力和免疫力低下的状态，中医称之为"脾气虚"。

感冒一般是病毒引起的，体力和免疫力低下时，身体更容易感染病毒。这个时期引起腹部不适的肠道病毒以及引起咽喉不适的腺病毒最具代表性。一旦感染病毒，病程可能延长，请在体力和免疫力刚开始下降时，就采取措施来应对"脾气虚"。可以多食用富含维生素D的鱼肉和菌菇，强化"气"的"防御"作用，提高免疫力。还可以摄入富含维生素A和维生素C、具有强抗氧化作用的夏季蔬菜以及有助于调理肠道的发酵食品、海藻、绿叶蔬菜、豆类等。

◆夏季病毒

夏季感冒病毒的主要传播方式是咳嗽或打喷嚏造成的飞沫传播、沾有病毒的手或毛巾接触面部造成的接触传播、口腔传播。以下是最具代表性的两种夏季感冒病毒。

1.肠道病毒：在肠道内增殖，大便成为传染源。会引发疱疹性咽峡炎或手足口病等疾病。

2.腺病毒：引发上支气管炎、肺炎、咽炎、咽结膜炎、流行性结膜炎等多种疾病。

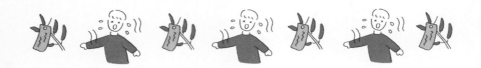

 你的自律神经紊乱了吗?

可以通过饮食有意识地调理电解质，但是自律神经很难通过外力调节。如果自律神经紊乱、肠胃功能低下、睡眠质量差，会进一步导致免疫力低下。为了养成强健的体魄，调理自律神经非常重要。快来检查你的自律神经，让身体远离不适吧!

☐ 容易腹胀

☐ 频繁抖腿、啃指甲、摸头发

☐ 下意识咬牙

☐ 咽喉里没有异物，但有异物感

☐ 呼吸浅短

☐ 低烧或者体温较低

如果以上症状中有两个及以上与你的情况相符，就表示你可能自律神经紊乱。你需要重新审视现在的饮食习惯。如果常因为没食欲而吃凉面、素面这种方便的食物，营养物质和糖分摄入不均衡，免疫力就会下降。为了预防夏季感冒和乏力，参考本月的食疗方案，有计划地摄入必要的营养物质吧。

◆凉面和素面

　　口感清爽的凉面和素面是餐桌上的常客，但它们缺乏人体必需的矿物质、维生素、蛋白质等营养物质。如果每餐只吃这类食物，营养物质和糖分摄入就会不均衡。而且面条中的糖分会使血糖迅速升高，让身体产生疲劳感。

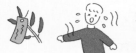

坚持食疗方案的要点

关节痛、肌肉痛、夏季感冒的解决方法是调整电解质和自律神经的平衡。这听起来不太容易，但实际需要做的事非常简单。

第一，体内聚热时充分食用夏季蔬菜，为身体降温。夏季蔬菜中丰富的矿物质能调整电解质，丰富的植物化学物和维生素C能提高免疫力。

第二，尽量少喝冷饮。冷饮会使内脏直接着凉，降低消化能力，影响营养物质的吸收率。而且消化系统在副交感神经处于优势地位时才能充分发挥功能，突然饮用冷饮会使自律神经紊乱。

第三，起床后、睡觉前各饮用一杯温热的水。睡眠时人体会通过汗液排出大量的水分，夏季本就是容易出汗的季节，应该有意识地积极补充水分。

7月到9月，只要坚持做好以上三件事，就可以有效改善失眠、抽筋等不适症状。

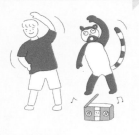

面部抽搐、腿部抽筋……
肌肉异常是夏季的警告

食用蔬菜和坚果，用矿物质抵御肌肉僵硬

梅雨季节潮湿的空气让人在开空调时犹豫不决。不知道什么时候该开，也不知该设定除湿模式还是制冷模式。

本月的出汗量比上个月更多，补充水分容易跟不上出汗的速度，我们需要关注体内的水分是否充足。而且，出汗时矿物质也会被消耗，因此需要注意补充矿物质。

脾有消化食物的功能。如果营养失衡，脾就无法充分地发挥作用。如果矿物质不足，身体就无法利用水分，只能让它直接随尿液排出体外，这就是"脾阴虚"。"脾阴虚"是体内水分不足、电解质紊乱的状态，这时容易出现各种肌肉不适症状，例如肌肉容易僵硬、睡觉时抽筋、面部肌肉抽搐等。本周的食疗方案建议食用富含矿物质的坚果以及钾含量较高、能调整水分代谢的蔬菜。缺乏水分和矿物质是中暑和夏乏的重要原因，需要尽早改善。

本周保健要点
手部按摩

人的手上有很多穴位，全面地按摩准不会错。即使不特意分辨穴位，也能够刺激全身的反射区，起到改善血液循环、放松肌肉、改善浮肿、调理自律神经的效果。

可以将护手霜或精油涂在手上，用小范围画圈的方法来按摩手部。双手十指相扣，相互按摩指尖，也可以按压指根。这样不仅可以改善身体不适，还可以保养手部的皮肤。

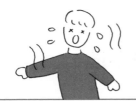

第1周

7/1 ~ 7/7

夏（长夏）摄入矿物质，补充失去的汗液和体力，为身体『充电』

7月

◆ 本周推荐食物 ◆

腰果

出汗会消耗钾、钠、钙等矿物质。坚果含有很多矿物质，例如腰果的维生素B_1含量格外高，它可以将糖分转化为能量，改善身体疲劳和肌肉疼痛。

腰果的食用方法多种多样，例如炒菜时加几颗，还可以代替乳制品用在素菜中。挑选腰果时，请选择没有加盐、没有油炸过的腰果。

花椰菜

花椰菜含有大量的钾，可以帮助人体保持水分。**钾是人体必不可少的矿物质**。花椰菜具有强化脾脏、调理脾胃功能的作用。推荐在没有食欲、容易疲劳时食用。花椰菜还含有丰富的具有抗氧化作用的维生素C，能抑制活性氧产生，**非常适合紫外线强烈的时期**。想在夏天减脂瘦身的人，可以用花椰菜代替米饭。

本周好汤
法式花椰菜腰果浓汤

将腰果在水中浸泡1~2个小时，与掰成适当大小的花椰菜和切好的洋葱一同清炒。之后将所有食物放入水中煮熟，并用搅拌机搅碎。最后按照个人口味加入盐、味噌、胡椒盐等作料调味即可。

本周香草与香料
姜黄

姜黄特殊的颜色使人印象深刻。它可以缓解肌肉疼痛、调理肝功能和胃功能。它的食用方法也非常简单，可以加在汤里或者与米饭一起做成姜黄饭。

◆花椰菜的做法

可以将花椰菜掰碎，或者用破壁机打碎至米粒大小，代替米饭做咖喱、炒饭、烩饭等。这样不仅可以控糖，还可以充分摄入膳食纤维，非常适合减肥时期食用。可以将其放入密封袋中冷冻保存。

不要败给气压变化，
克服梅雨前线带来的不适

食用助消化和滋补"脾气"的食物，
缓解低气压造成的头痛和神经痛

梅雨季节马上就要过去，频繁变化的天气使我们不得不关注天气预报，但有时通过身体的疼痛和不适也能精准预测第二天的天气。人们常说雨天旧伤疼痛，实际上很多人还会感觉关节痛或头痛。这是因为雨天气压较低，体内的水分有向外流出的倾向，血管扩张，自律神经紊乱，神经受到压迫，就会引发关节痛或头痛。中医认为，气压变化较大的时候，肩负消化、吸收和水分代谢功能的脾功能较弱。身体的水分代谢功能不佳，容易出现流鼻涕、水肿、腹泻等症状。对气压敏感的人一定对这些烦恼不陌生吧？

另外，脾功能不佳时，"脾气虚"带来的疲劳感无法消除，免疫力低下，就会产生夏乏或患夏季感冒。

本周的食疗方案建议食用能提升脾功能的白萝卜、卷心菜等助消化食物。要均衡地补充矿物质、蛋白质、B族维生素等营养物质，调整水分代谢，提升体力和免疫力。请注意，猪肉和牛肉不易消化，最好和助消化的食物一同食用。

本周保健要点
不化底妆

天气炎热时皮脂分泌旺盛，容易堵塞毛孔，氧化的皮脂会形成黑头。此外，在强烈的紫外线下，皮肤的代谢周期紊乱，非常容易出现皮肤问题。

要不要下定决心，尝试一周不化底妆呢？请注意，防紫外线是护肤必不可少的环节，不要忘记涂防晒霜。不化底妆时，一旦皮肤干燥，可以立即补水，这会让你的皮肤更加完美。

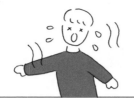

7/8 ～ 7/14

◆ 本周推荐食物 ◆

紫苏

紫苏的香气来源于一种名为紫苏醛的成分，它能够帮助夏季虚弱的脾发挥作用，促进胃液分泌，增进食欲。还可以抗菌、抗病毒、抗炎，最适合用于预防夏季感冒。

紫苏有放松精神的作用，能够调理因气候变化和酷暑而导致的自律神经紊乱。

紫苏中的β-胡萝卜素含量较高，具有抗氧化的作用，能够强化黏膜，有助于免疫功能。

鸡肉

想要滋补发挥消化功能的脾，就必须均衡地摄入B族维生素，蛋白质，铁、镁、钙、钾等矿物质。鸡肉正是这种营养丰富的食物。而且，鸡肉脂肪较少，肠胃功能不佳时也可以食用。鸡肉中丰富的维生素A还可以强化食道、肠道等部位的黏膜，增强免疫力。

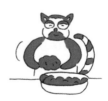

本周好汤
紫苏生姜鸡汤

鸡肉泥是制作浓汤的好食物。将鸡肉泥和姜丝用水煮10分钟，然后放入自己喜欢的蔬菜。出锅前撒上切碎的紫苏即可。

本周香草与香料
橙香木

橙香木的香味和柠檬相似。橙香木可以调理肠胃功能、抑制炎症、缓解恶心感。橙香木易种植，非常适合园艺新手。要不要试试种植橙香木，转换心情呢？

◆橙香木的食用方法

橙香木闻起来是清爽的柠檬香气。可以用来制作香草茶，也可以加入碳酸水中饮用。此外，它与肉类料理的口味相得益彰。烤肉前用橙香木和橄榄油腌一下会更美味。

145

温暖腹部，
改善夏季易感冒体质

酷暑和病毒的应对方法是暖腹带、夏季蔬菜和肉类

梅雨季节即将结束，或许你已经适应这种闷热的天气。但其他让人烦恼的事可没那么容易适应，例如半夜被冷气冻醒、空调定时关闭导致半夜热得睡不着、吃冰凉的食物导致肚子不舒服。

梅雨季节结束，天气会比现在更炎热，紫外线也更加强烈，很难保持身体健康。如果在这个时期放任不适症状，导致基础代谢和免疫力低下，极易感染夏季的流行性病毒，需要尽早改善。每年夏天都会患感冒的人属于"脾虚"体质，负责消化的脾比较虚弱。中医认为，改善与肾相关的体质需要很长时间，而改善与脾相关的体质往往能在短期内看到效果。

本周的食疗方案建议食用夏季蔬菜，提升脾功能，为身体降温。这个时期脂肪层较厚的腹部和臀部容易受凉，例如长期在空调温度较低的房间里活动或睡觉时不盖被子。室内温度低时可以用暖腹带为腹部保温，防止消化功能降低。同时不要忘记摄入动物性蛋白质，补充出汗时流失的矿物质，强化"气"的功能。

本周中药
芍药甘草汤

芍药甘草汤是见效最快的中药，适用于肌肉疼痛、腿部抽筋等症状。得益于其速效性，很多高尔夫球和登山爱好者都喜欢随身携带这种中药，改善腿脚抽筋等症状。

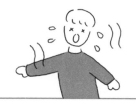

第3周
7/15 ~ 7/21

夏（长夏） 摄入矿物质，补充失去的汗液和体力，为身体『充电』

7月

◆ 本周推荐食物 ◆

毛豆

　　毛豆就是尚未成熟的大豆，蛋白质含量非常高。它还含有丰富的钾，能够调节水分，为人体降温。此外，毛豆中丰富的维生素B$_1$、维生素B$_2$可以提升糖质、脂质、蛋白质的代谢功能，缓解高温高湿天气中身体的疲劳感。

　　毛豆中的蛋氨酸是一种能提升肝功能的氨基酸，推荐夏季经常喝酒的人食用。和大豆相比，毛豆含有更多具有抗氧化作用的维生素C和β-胡萝卜素。

牛肉

　　牛肉可以充分为脾补充能量，适合梅雨季节易感疲劳的人食用。牛肉中的矿物质含量丰富，人体必需氨基酸的含量也非常均衡，能让在炎热、潮湿的天气中不适的身体重现活力。此外，牛肉中的泛癸利酮能促进血液循环，改善低血压。如果最近你常在傍晚感到疲劳，可以通过食用牛肉找回原本的活力。

本周好汤
牛肉毛豆汤

　　将牛肉切成方便食用的大小，用酱油、甜料酒、蒜泥（按个人口味决定是否加）等作料腌制。将腌好的牛肉炒熟，按照个人口味加入毛豆和其他食物，添水炖煮，最后用胡椒盐调味即可。

本周作料
豆豉

　　豆豉是大豆或黑豆加盐发酵而成的作料，味道比较咸。豆豉中大量的氨基酸能为食物增香，可以用来做传统的中式菜肴，也可以在炒菜时加入少许提鲜。

◆豆豉的食用方法

　　炒菜、烧烤、炖汤时加入豆豉，可以丰富菜肴的口味。豆豉的用法和鱼酱、鱼露等酱料大致相同。

打好身体基础，
应对炎热的酷暑

大口喝冷饮有害健康，
摄入助消化的食物，温暖身体

　　终于到了真正的盛夏。从室外进入室内，可能会很想大口享受冷饮。这样喝冷饮看似可以为身体降温，实际上会让身体由内至外受凉，导致免疫、代谢、消化功能降低，消耗"脾气"。而且，内脏受凉时交感神经处于优势地位，导致能与病毒战斗、守护身体健康的淋巴细胞减少。因此，如果经常毫无顾忌地喝冷饮，更容易患夏季感冒。

　　如果你因为夏乏而食欲不振，或因为减肥而营养不良，可能是因为身体缺乏矿物质。如果只补水，却忽略矿物质，身体可能会出现脱水症状，例如严重浮肿、咽喉干渴等。如果睡觉时或刚起床时不开空调，身体会在不知不觉间大量出汗，更容易出现脱水症状。

　　本周的食疗方案建议积极食用梅干和海藻，补充身体必需的矿物质。如果这时患夏季感冒，身体会更加疲乏。从今天开始采取预防对策吧！

本周精油
佛手柑精油和
柠檬草精油

　　佛手柑可以缓解紧张情绪、助眠，柠檬草可以抑制体味。这个时期睡眠质量易不佳，长期低质量的睡眠会导致免疫力低下。

　　可以试试自己用精油制作适合这个时节的护肤品：往约10毫升护肤甘油中加入佛手柑精油和柠檬草精油各一滴即可。洗完澡可以用这种混合油一边按摩一边涂抹全身。

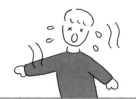

7/22 ~ 7/28

◆ 本周推荐食物 ◆

梅干

　　梅干含有的柠檬酸可以促进消化，缓解疲劳，提升肝功能。

　　除了柠檬酸，苹果酸、苦味酸、儿茶酸、琥珀酸、酒石酸、丙酮酸等有机酸和梅木脂素，也能够抗菌、抗病毒，改善口腔环境，预防口臭。梅干含有丰富的夏日必需矿物质，但请注意，如果吃太多，盐分可能会摄入过量。

本周好汤
裙带菜梅干味噌汤

　　只要平时煮味噌汤时额外添加一些梅干和裙带菜即可。身体状态不佳时，可以多喝这种汤。

裙带菜

　　裙带菜富含钙、镁、钾等矿物质。其黏滑的口感来自褐藻糖胶和海藻酸，这些水溶性膳食纤维可以调理肠道环境，强化免疫功能。裙带菜还能够控制血压、血糖和胆固醇。裙带菜中的纤维素等不溶性膳食纤维的含量是普通海藻的1.5倍左右。

　　它还能帮助身体排泄无用物质。体味重是毒素在体内累积的一种表现，推荐出汗时体味重的人食用。

本周香草与香料
红椒粉

　　红椒粉的特征是颜色鲜红，但辣味不强。红椒粉含有身体新陈代谢必需的 B 族维生素、铁、镁、抗氧化的维生素 A 等营养物质。推荐在夏乏时期，或因强烈的紫外线出现皮肤问题时食用。

◆红椒粉的食用方法

　　如果餐桌上食物的颜色太过单调，红椒粉能为你的餐桌带来活力。西班牙的加利西亚地区有一道名菜，就是用橄榄油和盐为章鱼调味，然后撒上红椒粉做成的。

◆茶

　　最适合夏季的茶是富含矿物质的大麦茶和路易波士茶。如果不知道喝什么茶，可以从中选择一种。

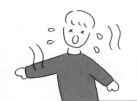

回顾7月

别让夏乏浪费难得的夏日，
养成健康的身体，享受更有意义的夏天

保持体力和免疫力，在夏日活力满满的秘诀是补充水分和矿物质，调理消化功能，提升睡眠质量。话虽如此，践行起来可能并不容易。这时，请先调理自律神经。调理自律神经的方法有很多，例如吃饭时充分咀嚼、喝温热暖胃的汤、为神经密集的脖颈保暖、洗半身浴（即浸泡下半身）、深呼吸、按摩腹部等。

身体不适一定有其原因。如果每年夏天都会患感冒或者感到疲劳，今年一定要好好检查是什么习惯造成了身体不适。

· 保养脾脏：花椰菜、紫苏、鸡肉、牛肉。

· 降温食物：毛豆、夏季蔬菜、紫苏、大麦茶、路易波士茶。

· 补充矿物质：腰果、梅干、裙带菜、大麦茶、路易波士茶、牛肉、鸡肉。

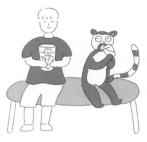

8月 夏（长夏）

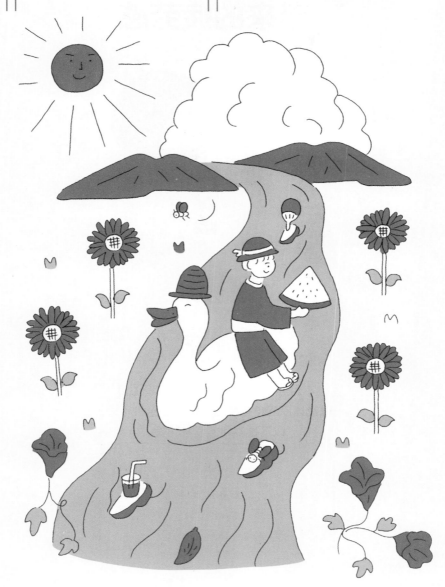

从细胞层面缓解烈日带来的疲劳感

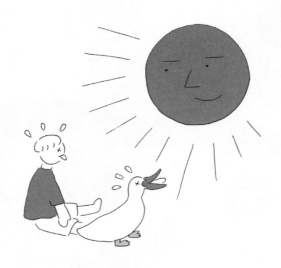

摄入五彩缤纷的夏季蔬菜和欧米伽3脂肪酸，
击败紫外线造成的大量活性氧！

本月强烈的阳光、过低的空调温度
以及冰凉的食物会让身体产生各种不适。
以下是本月的食疗方案。

第1周　改善内脏受凉
第2周　缓解紫外线造成的不适
第3周　解决色斑、皱纹
第4周　缓解夏日疲劳

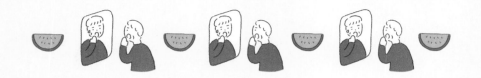

在紫外线下产生的大量活性氧使思考能力下降

8月外出的机会更多，烈日当空时会有强烈的疲劳感。这是因为紫外线使身体产生了大量的活性氧。活性氧会对产生能量的线粒体造成伤害，因此暴晒不仅会让人长色斑和皱纹，还会让人感觉疲劳，思考能力下降。中医将在紫外线下产生的活性氧伤害细胞，进而引发炎症的现象称为"热"，思考能力随之下降的现象被称为"心热"。紫外线会伤害神经细胞，进而导致自律神经紊乱，交感神经处于过度紧张的状态，消化功能和水分代谢低下，使身体形成无用的"痰"。紧张或失眠等神经过度敏感的状态下，"热"进一步加剧，这就是"痰热内扰"。

线粒体和活性氧有什么关系呢？例如，人在过度用功、长期睡眠不足的时候，常感觉大脑无法运转、头痛、眼花。这是因为过度勉强自己时，体内产生了大量的活性氧。我们在使用大脑以及肌肉的时候，体内的线粒体在努力为身体生产用于活动的能量，但是能量的副产物就是会伤害细胞的活性氧。

◆紫外线
　　紫外线照射皮肤会产生刺痛感，形成色斑。它能直达皮肤深层，降低胶原蛋白和弹性蛋白的质量，这就是长皱纹和皮肤松弛的原因。坐在窗边或开车时也不要忘记做好紫外线防护。

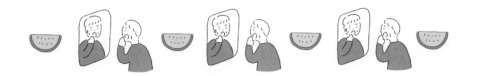

活性氧能够击退入侵体内的病毒和细菌，但过量产生就会对身体有害，出现思考能力下降、眼睛酸、头痛等症状。

摄入欧米伽3脂肪酸和维生素A、维生素C、维生素E，保护身体和心理免受紫外线伤害

紫外线使身体产生的活性氧甚至比睡眠不足时更多。要想消除多余的活性氧，可以积极食用青背鱼或坚果等富含欧米伽3脂肪酸的食物来修复脑细胞，也要食用富含维生素A、维生素C、维生素E、植物化学物的食物。

原本人体内的抗氧化酶SOD（超氧化物歧化酶）可以清除多余的活性氧。但20岁之后，这一功能会随着年龄增长而变弱，因此需要补充锌、锰、铜等矿物质来强化SOD。与上个月相同，本月也需要通过肉类、鱼类和贝类来补充随汗液流失的矿物质。此外，紫外线进入眼睛，也会产生活性氧，影响大脑的信息传递。因此，防晒不止需要遮阳伞，还需要遮阳镜，同时保护身体和心理。

◆植物化学物

植物化学物是无法移动的植物为了对抗炎热等气候环境和虫子等外界侵害而产生的植物性化学物质。番茄红素、β－胡萝卜素、槲皮素、气味浓烈的大蒜素和异硫氰酸酯都属于植物化学物。为了保护自己不受紫外线伤害，植物长出鲜艳的外表；为了驱逐害虫，植物散发出独特的气味。植物化学物让它们不惧季节变化，蓬勃生长。

◆抗氧化酶SOD

除了SOD，过氧化氢酶、谷胱甘肽过氧化物酶等也可以清除活性氧。它们存在于过度产生活性氧的线粒体中。

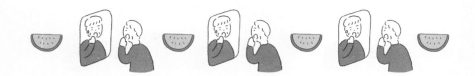

8月，身体发出注意疲劳的警报

如果因耀眼的阳光感到疲劳，
当心色斑、皱纹以及自律神经紊乱

夏季是个容易累积疲劳的季节，经常做什么事都提不起兴致。如果这时不多加注意，很容易在饮食及紫外线防护方面得过且过，打乱自己的生活节奏。强烈的阳光会刺激我们的体力、意志和美丽的皮肤。我们无法阻止强烈的紫外线，只能做好防护。

请注意，疲乏无力的时候喝冷饮，或者只吃方便面、面包或水果等含糖量高的食物，会造成身体营养不均衡，自律神经紊乱，使身体受凉。这时必须摄入大量富含植物化学物的夏季蔬菜来对抗紫外线以及氧化。此外，为了帮助身体产生能量，也不要忘记摄入有助于代谢的维生素。维生素 B_1 能帮助糖质代谢，维生素 B_2 能帮助脂质代谢，维生素 B_6 能帮助蛋白质代谢。这样就能促进身体产生能量，强化改善疲劳的"气化"功能。

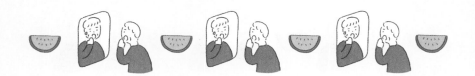

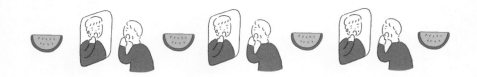

 你有内脏受凉的问题吗?

有些人是怕热体质,即便自己不感觉冷,实际上内脏已经受凉了。喜欢喝冷饮、总是将空调温度调得很低的人,由于身体受凉,代谢能力低下,更容易产生疲劳感,在盛夏时节无精打采,体力不足。快来测试一下你的内脏有没有受凉吧。

☐ 比别人更容易出汗

☐ 腹部温度较低

☐ 手脚冰凉

☐ 容易感到疲乏无力

☐ 容易发胖

☐ 容易感冒

☐ 运动不足

☐ 容易腹泻或便秘

如果以上选项有三项及以上与你的情况一致,那么你可能处于"气虚"状态。也就是说,你的内脏受凉了,代谢功能、肠胃功能、免疫功能低下。接下来,请认真实践本月的食疗方案,从内脏开始温暖全身,克服夏日不适,养成强健的体魄吧。

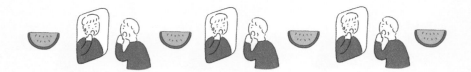

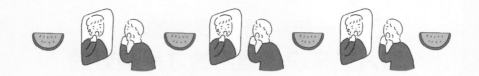

坚持食疗方案的要点

具有强抗氧化作用的食物有两个特点：一是色彩鲜艳，例如红色的番茄、绿色的青椒、黄色的玉米、紫色的茄子；二是具有浓烈的香味，例如生姜、芝麻菜、大蒜、葱、紫苏等。抗氧化作用强的植物化学物含有丰富的色素和香味成分。

这个时节的应季蔬菜有去除内热的作用。中医所说的"心热"和"痰热内扰"，就是指体内热气积聚、自律神经紊乱、整日心烦意乱、睡眠质量不佳的状态。如果出现这些症状，摄入应季蔬菜可以自然地调理好身体状态。此外，海鲜含有丰富的矿物质和欧米伽3脂肪酸，具有抗氧化作用，能修复损伤的细胞。

如果还没决定8月的食谱，可以在每周食疗方案的基础上选择色彩鲜艳、香味扑鼻的应季蔬菜和海鲜。

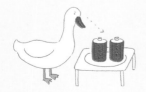

◆热气积聚

外部环境十分炎热时，自律神经会通过出汗、扩张皮肤附近的血管等方式帮助身体调节体温。但是如果排汗不畅，或者受较低的空调温度等环境因素影响，导致自律神经紊乱，热气就会持续在体内积聚。

正是一年中最易着凉的时节，对人类来说，适当的才是最好的

温热的夏季蔬菜暖内脏，清余热

8月的天气可谓骄阳似火。偶尔听说有人在这种天气不开空调，选择大汗淋漓地忍耐。温度达到28摄氏度、湿度达到60%是夏季最舒适的环境。如果天气过于炎热，可能会在自己家里中暑，一定要吹空调或电扇，预防中暑。中医将中暑称为"痰火扰心"。

当然，也存在相反的情况。最近你是不是在空调房里待的时间更长呢？夏天是容易着凉的季节，如果内脏受凉，会出现胃胀、腹泻、便秘、浮肿、痛经、膀胱炎、食欲不振等多种不适症状。这种情况被中医称为"脾肾阳虚"。

本周的食疗方案建议食用夏日应季蔬菜，清除体内余热。请注意，采用炖煮等方式将食物做成温热的菜品，不容易使内脏受凉。此外，为了补充随汗液消耗的矿物质，提升代谢能力，鱼类、肉类也是不可或缺的食物。通过食疗方案，渐渐养成不惧酷暑、适应季节的健康体质吧。

本周保健要点
按摩足底穴位

室内空调温度太低的时候，除了盖毯子、穿暖腿袜、使用保暖腹带，还有其他的办法。

那就是刺激足底穴位，促进血液循环。非常推荐按摩三阴交、血海和足三里这三个穴位。

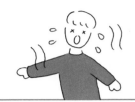

第1周

8/1 ~ 8/7

◆ **本周推荐食物** ◆

鱿鱼

　　鱿鱼高蛋白、低脂质、低糖质，含有丰富的B族维生素、维生素E、DHA、EPA。它能够提升代谢，改善血液循环。鱿鱼中牛磺酸的含量尤其丰富，能够有效缓解疲劳。

　　除牛磺酸外，鱿鱼中的天冬氨酸、甜菜碱也是美味的来源，所以它非常适合用来煲汤。超市里可以买到冷冻鱿鱼，请购买一些在家中常备。

番茄

　　含有丰富的柠檬酸、苹果酸是夏季蔬菜的特征。这些成分能够消除体内余热、抑制炎症。番茄含有丰富的钾、钙、镁等矿物质，还有抗氧化的维生素A、维生素C、维生素E和番茄红素，能有效对抗紫外线，是最适合炎炎夏日的食物。

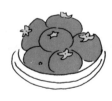

本周好汤
鱿鱼番茄汤

　　为夏日受凉的内脏做一碗暖暖的鱿鱼番茄汤吧。这两种食物本身就非常美味，无须费心调味。

　　将欧芹、生菜或其他夏季蔬菜加入汤中也别有风味。令人意外的是，泡菜居然也和鱿鱼番茄汤相得益彰，不妨亲自试看看吧！

本周香草与香料
香叶

　　香叶是使用十分广泛的香料。它含有桉树脑成分，能够改善肠胃功能、促进血液循环、缓解体寒。此外，香叶中的蒎烯和香桧烯能有效抑制炎症、缓解关节痛和神经痛。

◆香叶的食用方法

　　香叶能为鱼类、肉类去腥。在锅物料理、炖菜等需要长时间炖煮的菜品中放一片香叶，就能使菜品散发出高级的香气。

夏（长夏）从细胞层面缓解烈日带来的疲劳感

8月

159

用油修复受伤的身体和细胞

摄入夏季抗氧化食物和鱼油，缓解紫外线造成的身体疲劳

　　盛夏时节，也许有人做好了旅行计划。即便不出远门，也可能准备休假。这本该是一段悠闲的时期，但你有没有以下情况呢？早晨起床时偶尔感到浑身无力，和家人一起聊天时不由自主地走神……这些可能是紫外线引发的问题。

　　听到紫外线这个词，你首先想到的可能是面部皮肤及头皮的老化。实际上，被紫外线照射，人体为了保护身体免受损伤，会产生大量活性氧。这种防御反应会减少胶原蛋白，破坏弹性蛋白，使皮肤弹性下降，产生皱纹。它还会使黑色素细胞活性增强，形成色斑。除了这些肉眼可见的变化，大脑内部产生活性氧时，自律神经会紊乱，睡眠质量下降，强烈的疲劳感、不安感、紧张感随之而来。

　　本周食疗方案的目标是击退紫外线造成的夏季不适症状，消除活性氧。具有抗氧化作用且气味浓烈的作料能为身体清除余热。别忘了食用鱼类和肉类，修复细胞损伤，提升大脑活性。

本周保健要点
美白

　　关于美白，最重要的不是购买昂贵的护肤品，而是用防晒霜做好防晒。
　　防晒霜会随着汗液脱落，因此最理想的频率是每隔两小时补涂一次。如果身处室外，可以提醒自己，例如每次去洗手间的时候顺便补涂防晒霜。
　　涂了防晒霜的皮肤非常容易干燥。如果你为此苦恼，建议涂防晒霜前使用凡士林等低刺激的护肤品保护皮肤。

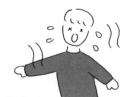

第2周
8/8 ~ 8/14

◆ **本周推荐食物** ◆

鲣鱼

　　鲣鱼作为夏季的代表性食物，富含优质蛋白质、B族维生素、维生素D、矿物质等营养物质。它含有的维生素B_{12}是红细胞再生必不可少的营养物质。**鲣鱼中还有大量的DHA，能够激活脑细胞，有助于恢复良好的思考能力，**很适合夏季疲劳、免疫力低下的时期食用。

　　用鲣鱼制成的木鱼花含有鲣鱼肽。这种成分可以调节血压，预防各种基础疾病。

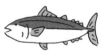

野姜

　　野姜是夏季应季蔬菜，具有清余热的作用。为野姜带来辛辣口感和特殊香味的 α - 蒎烯和花青素具有改善浮肿的效果，非常适合待在低温的空调房中导致血液流通不畅的身体。

　　野姜中的 α - 蒎烯和莰烯还有提高免疫力、抗菌、抗病毒等作用，能够预防夏季感冒。另外，野姜中能强化抗氧化酶SOD的锰的含量也非常丰富，可以用于对抗紫外线。夏季的应季蔬菜含有大量有益健康的成分，能保护身体远离夏日伤害。

本周好汤
野姜汤

　　用木鱼花熬煮高汤，加入切成片的野姜。煮熟后再次放入大量木鱼花，按照个人口味打入蛋液，或放入生姜、洋葱等食材，用酱油调味即可出锅。

本周香草与香料
加兰马萨拉

　　加兰马萨拉是由以肉桂、丁香、肉豆蔻为主的 3 ～ 10 种香草混合而成的香料。

　　它能调理肠胃功能，改善体寒，还能有效抗菌，非常适合身体虚弱时食用。

◆加兰马萨拉的食用方法

　　提到加兰马萨拉，很多人可能会想到咖喱，其实它与日式汤搭配也非常美味。在鲣鱼汤或味噌汤中加入少许加兰马萨拉，就能增添辛辣的风味。此外，直接将它冲泡成茶也是不错的选择。

夏（长夏） 从细胞层面缓解烈日带来的疲劳感

8月

161

摄入"可食防晒霜"，
淡化越来越明显的色斑和皱纹

两种抗衰水果，保护皮肤远离两种紫外线

本周，气温终于有所下降。但台风和暴雨将至，空气湿度非常高，令人不适的气候还将持续一段时间。这时，也许有人会在照镜子的时候发现色斑和眼角的皱纹变得更明显了。

这个时期比较容易长色斑，是因为紫外线UVB易生成黑色素，而且随着身体循环失调，黑色素更容易在体内积聚。另一种紫外线——UVA会损伤胶原蛋白和弹性蛋白，使皮肤弹力下降，这是长皱纹和皮肤松弛的原因。

这种包括皮肤问题在内的身心损伤被中医称为"痰火扰心"，紫外线显然加剧了这种状态。要想阻挡紫外线，除了防晒霜、太阳镜、遮阳伞外，还可以摄入去除活性氧、改善身体循环的营养物质。本周的食疗方案建议从内至外对抗紫外线。食用富含抗氧化物质的猕猴桃和蓝莓，消除活性氧，调理紊乱的身体循环吧。

本周中药
加味归脾汤

加味归脾汤可以解决这个时期睡眠质量不佳、肠胃损伤、神经过度敏感等烦恼。它可以增强体力，清热安神，提升睡眠质量。

夏季，人的饮食和睡眠常受负面影响，而饮食和睡眠正是健康的基础。家中常备这种中药，对身体健康有益。

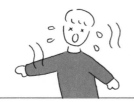

8/15 ～ 8/21

◆ 本周推荐食物 ◆

猕猴桃

猕猴桃含有丰富的维生素C，具有很强的抗氧化作用，能在抑制黑色素生成的同时促进胶原蛋白产生，是夏日疲惫皮肤的"好朋友"。猕猴桃还能缓解紫外线造成的心理疲劳和神经过度敏感。

此外，猕猴桃中还有能促进铁元素吸收、帮助身体分解蛋白质的猕猴桃素，非常适合想调节身体循环、增强体力时食用。可以将猕猴桃当作早餐或甜品。

蓝莓

众所周知，对眼睛有益的蓝莓抗氧化效果很强。蓝莓含有花青素、维生素A、维生素C、维生素E、锰、锌等营养物质。

蓝莓中的白藜芦醇能够生成抗氧化酶SOD，还对长寿基因有益，能增强线粒体活性。

本周饮品
排毒水

排毒水能补充矿物质和维生素，具有淡淡的水果清香。只要在饮用水中加入蓝莓、猕猴桃、薄荷、西柚等个人喜欢的水果和香草，静置3 ~ 4小时即可。担心身体受凉的话，可以在热茶中加入这些水果。

本周香草与香料
薄荷

薄荷具有清热杀菌的作用，能调理肠胃功能，推荐夏乏时期或患夏季感冒时食用。薄荷的使用方式非常广泛，可以搭配香草茶与沙拉，也可以放在泡澡水中。薄荷的生长能力非常强，种植方法也很简单，种植薄荷可以享受栽培的乐趣。

夏（长夏） 从细胞层面缓解烈日带来的疲劳感

8月

◆值得强烈推荐的排毒水

如果喜欢在夏天喝运动饮料或碳酸饮料等糖质含量极高的饮品，患急性糖尿病的风险就会增加。如果想喝甜饮料，可以尝试用排毒水代替，它比白开水更美味。

喝完排毒水，也可以将剩下的猕猴桃和蓝莓放入富含矿物质的路易波士茶中，点缀一片薄荷，享用清新的香茶。

清扫夏日的疲劳，
开始为秋季做准备

青绿色的清凉食物，瞬间消除夏日疲劳

炎热的酷暑虽然已经过去大半，但台风带来的气压变化渐渐显现在身体状态上。最近因气压变化而产生的关节痛、腰痛、头痛是不是有所增加？除此之外，最近夏日的疲劳感越来越明显；因紫外线照射而产生的活性氧使身体变得沉重，色斑、皱纹也增加了；饮用冷饮使得内脏受凉；空调温度太低造成手脚浮肿……这些问题都开始真刀真枪地侵扰身体。这种状况被中医称为"心脾两虚""脾气虚"。

如果在此基础上，免疫力低下，患上夏季感冒，恐怕就更难受了。这样令人不适的高温高湿气候会持续到9月的秋分前后。如果夏季的身体疲劳拖到秋季还没有解决，很有可能和秋季流行的过敏性疾病或感染病一起，给身体造成更大的伤害。为了避免事态向这个方向发展，一定要尽早让身体恢复健康。

本周的食疗方案推荐积极食用应季蔬菜，在夏乏症状恶化之前提高身体的耐力和排毒能力。同时，不要忘记食用富含欧米伽3脂肪酸的青背鱼，帮助夏季虚弱的身体和心灵恢复活力。

本周精油
迷迭香精油

迷迭香的气息能够缓解精神疲劳，促进血液循环。要不要尝试用迷迭香精油制作浴盐来温暖内脏、改善浮肿呢？

具体做法是：取三大勺盐，滴入三滴迷迭香精油和三滴能促进淋巴循环的西柚精油，用热水轻轻溶解即可。淋巴循环不畅这个问题最好当天解决。

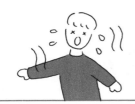

第4周

8/22 ～ 8/28

◆ 本周推荐食物 ◆

芦笋

　　芦笋含有丰富的**天冬氨酸，是各种营养饮料中常见的添加成分**。它能够增强人体耐力，提高能量代谢和新陈代谢的效率，解毒并促进排尿。芦笋能解决夏天所有的烦恼，消除疲劳、保养皮肤、缓解浮肿都不在话下。它还能使身体更高效地吸收这个季节容易流失的矿物质。

青背鱼

　　青背鱼中的欧米伽3脂肪酸和牛磺酸含量非常丰富。欧米伽3脂肪酸常见于竹荚鱼、沙丁鱼、青花鱼、秋刀鱼的鱼油中，是身体必需的脂肪酸。**它可以保护细胞膜免受活性氧伤害，防止全身氧化**，一定要充分摄入。

　　此外，普遍存在于鱼类、贝类中的牛磺酸可以促进血液循环、缓解体寒和浮肿等症状。

本周好汤
意式海鲜汤

　　准备自己喜欢的鱼类、蛤蜊和芦笋、番茄、芹菜等蔬菜。锅中倒入橄榄油，炒香大蒜，然后煎熟鱼和蔬菜，再倒入蛤蜊、白酒、水，小火煮沸。蛤蜊煮开口后，用胡椒盐调味，最后撒上少许罗勒即可。

本周香草与香料
罗勒

　　罗勒含有丰富的丁香酚，具有良好的抗菌作用，可以有效地缓解感冒等传染性疾病、改善口腔溃疡、去除念珠菌等有害菌。它还能调理肠胃功能，放松身心，因此特别适合这个自律神经易紊乱、高温高湿的季节。

夏（长夏）　从细胞层面缓解烈日带来的疲劳感

8月

◆意式海鲜汤的食材

　　意式海鲜汤中的鱼肉，可以选择任意鱼肉刺身的边角料。鱼肉便于烹饪，也容易消化，请你一定要试试。

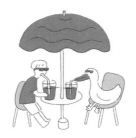

回顾8月

最紧急的任务是用应季蔬菜和海鲜从细胞层面修护身体

　　煎熬难耐的酷暑还在持续，很多人在这个时期没有干劲儿。要不要来一杯一分钟就能做好的饮料，缓解夏日的疲劳呢？只要在甜酒中加入少许食醋，或者在番茄汁中倒入少许甜酒，就可以简单地为身体补充营养。还可以喝梅干鸡蛋汤，在补充电解质的同时摄入维生素C等其他营养物质，让夏日的疲劳一扫而空。

　　这个季节的应季蔬菜和海鲜含有大量能缓解夏季不适的营养物质。快行动起来，实践美味的食疗方案吧！

　　调理好身体，才能充分享受夏季独有的乐趣，远眺英仙座流星雨，静听夏虫低鸣。

· 缓解夏日疲劳：鲣鱼、野姜、番茄、芦笋、青背鱼。

· 抗氧化：猕猴桃、蓝莓、罗勒、野姜、番茄。

· 提升代谢能力：鱿鱼等海鲜。

9月

夏秋之交
（长夏）

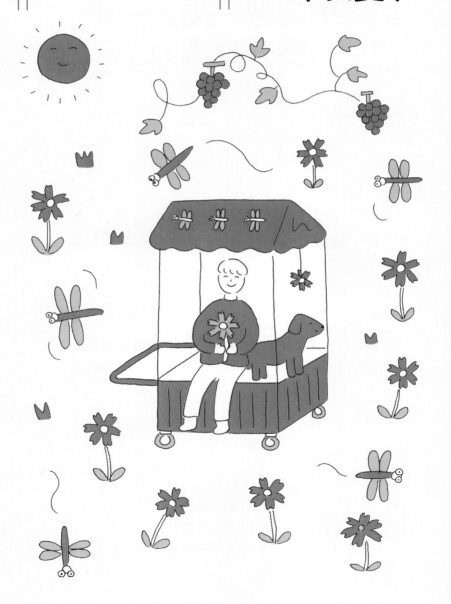

温暖身体，调理肠胃，保护咽喉，先人一步提升免疫力

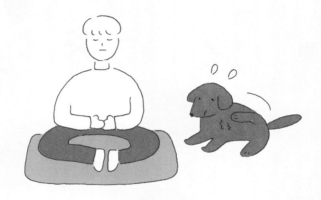

秋季很容易过敏，肠壁的状态与健康息息相关。
本月处于换季时期，用调理肠胃的食物提升身体的
适应能力吧！

本月咳嗽、喷嚏和瘙痒常会消磨你的干劲儿。
以下是本月的食疗方案。

第1周　对抗气压变化
第2周　提高免疫力
第3周　预防过敏症状
第4周　缓解咽喉不适

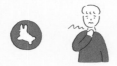

面对螨虫、灰尘、花粉时，
肠壁的健康程度决定身体防御力

令人难以忍耐的酷暑大约要持续到秋分前后。秋分过后，温暖的"阳"时期将转变为清冷的"阴"时期，此时身体非常需要关怀。

炎热的季节结束，还没来得及喘息，身体就会受干燥空气的影响，因螨虫、花粉等因素产生过敏症状。如果你原本就是鼻腔黏膜或咽喉黏膜较弱的"肺气虚"体质，身体更容易对极大的温差或气压差等外界刺激产生敏感的反应，进而出现过敏症状。螨虫喜欢高温高湿的气候，因此 5 ~ 6 月拼命地繁殖，天气寒冷、干燥时逐渐减少。繁殖期结束，螨虫的尸体、外壳、粪便都会成为过敏原，因此 9 ~ 11 月螨虫过敏的人很多。如果对花粉过敏，这个时期也会很痛苦。

70% 能够预防过敏的免疫细胞存在于肠道内，因此这个季节应该充分调理肠胃。建议食用发酵食品或膳食纤维含量丰富的调理肠胃的食物。

◆"阴"时期、"阳"时期与自律神经的联系

中医以 3 月的春分和 9 月的秋分为界，将一年分为"阴"与"阳"两个时期。春分和秋分当天，昼夜时长几乎相等。过了这两个日子，白昼或黑夜逐渐变长。

自律神经也会随之而变化。在"阳"时期，副交感神经占据优势地位；在"阴"时期，交感神经占据优势地位。因此，在 3 月和 9 月这两个分界点，自律神经容易紊乱，进而引发各种不适症状。

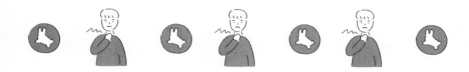

夏季的放纵在此时暴露无遗，
摄入助消化食物，增强免疫力吧

人们常说，秋季食欲旺盛。天气转凉时，人体为了保持体温，必需摄入大量的食物来制造能量。此外，日照时间越来越短，抑制食欲的血清素分泌减少，因此更容易有进食的冲动。

在身体健康的情况下，食欲旺盛并不是坏事。但如果夏季吃了太多冰凉的食物，受凉的内脏虚弱，消化和吸收能力就会变弱。这时如果摄入过量的食物，就会对胃部造成损伤，引发胃烧、胃痛、打嗝等症状。另外，在换季的节点，温差和气压差、夏日积累的疲劳、内脏受凉等不利因素叠加，"脾阳虚"体质的人免疫力低下，更容易出现胃痛、腹泻、咳嗽不止等症状。

消化器官疲劳，再加上水分摄入量比上个月少，这个时期很容易便秘。除了调理肠道的食物，温热、易消化的食物也很适合这个季节。从9月开始，慢慢调理身体，准备迎接寒冷的冬天吧。

◆血清素

血清素通过空腹时抑制摄食中枢，进食过多时刺激饱腹中枢来控制食欲。它还控制着多巴胺、去甲肾上腺素等掌管欲望的激素及应对压力的激素。这些激素也能刺激食欲。因此，如果血清素分泌量少，会出现暴食或厌食倾向。

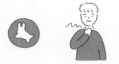

9月，身体发出改善体质的指令

改善腹痛、咳嗽、秋季过敏，
需要强化肠道循环

即便改变生活习惯，也不能立刻改善免疫力低下时易过敏的体质，所以必须在下一个易过敏的季节到来之前，长期坚持好的生活习惯。如果刚开始就因为看不到效果而放弃，改善体质这个目标永远也无法达到。话虽如此，实际上我们很难让每天的饮食都保持完美。我们可以通过观察大便来了解身体的状态，选择合适的食物。

大便小而硬、偏细、发黑，黏附在马桶上，或出现腹泻、便秘症状，就代表肠道内有害菌占上风。这时需要摄入调理肠胃的食物。肠道内的有益菌产生的短链脂肪酸能够促进肠道蠕动，强化大肠黏膜。食用调理肠胃的发酵食品能够摄入大量膳食纤维，为有益菌提供食物，进而促进肠道蠕动，达到改善肠道环境的效果。促进这一系列反应的就是"气"的"推动"作用，建议这个时期积极食用能强化该作用的香料和香草。整治有害菌，为有益菌创造适合生存的肠道环境吧！

◆短链脂肪酸

肠道内的细菌在发酵膳食纤维时，会产生乳酸、乙酸、丙酸、丁酸等短链脂肪酸。短链脂肪酸呈弱酸性，能够抑制有害菌增殖，进而起到预防癌症以及促进黏膜生成、肠道蠕动、矿物质吸收等作用。它还有助于形成易瘦体质、增强免疫力。

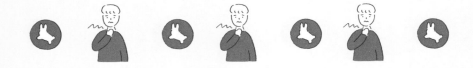

辨别感冒和过敏的方法

感冒和过敏的症状非常相似，都表现为咳嗽、鼻塞等。你知道怎么区分感冒和过敏吗？可以通过以下几点来分辨。

- ☐ 鼻涕呈清水状
- ☐ 眼睛发痒、充血
- ☐ 偶尔会流泪
- ☐ 咽喉疼痛不严重，但很痒
- ☐ 症状持续一周以上，难以痊愈
- ☐ 早晨症状比较严重
- ☐ 没有身体上的疼痛

如果以上选项中有三项及以上与你的状况相符，代表你可能只是过敏了。要想治疗过敏，就要在远离过敏原、改善干燥环境的基础上坚持不懈地做好肠道保养。如果是感冒，就要注意调整作息，充分地休息，不要传染给其他人。

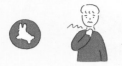

坚持食疗方案的要点

　　肠道的状态会给身体和心理带来多个方面的影响，例如过敏、皮肤和心理状态不佳等。如果食用太多面条、面包等小麦制品，或含有大量砂糖的饮料及食品，会给吸收营养的小肠带来伤害。健康的小肠能起到过滤作用，只为身体吸收有益的营养物质。但小麦制品和砂糖会破坏这种过滤功能，使得原本不该被身体吸收的过敏原、未消化的食物、重金属等有害物质、细菌、病毒也被吸收，在身体各处引发炎症。

　　这时，食用调理肠胃的食物会让身体状态好转。

　　如果不知道该吃什么来调理身体，可以考虑能作为香草茶饮用的食物和黏性食物。用大量有益肠道健康的香草和作料做的料理也值得推荐。特别推荐能够强效抗菌的牛至、生姜、大蒜、胡椒、辣椒、香菜、肉桂、丁香、孜然、姜黄、罗勒、迷迭香、百里香等食物。在选择食物的时候，可以从肠道细菌的角度出发，思考哪些食物对有益菌有益。

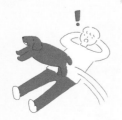

◆什么是黏性食物
　　黏性食物含有褐藻糖胶和海藻酸等黏性多糖。它们能增强免疫力，稳定地吸收糖质，阻止血糖急剧升高，抑制胆固醇吸收，排出体内的盐分，还能调理肠胃功能，对改善生活习惯有良好的效果。

只要去除体内多余的水分，
气压变化就不足为惧

摄入发酵作料和助消化食物，
缓解夏日疲劳和低气压带来的不适

中医所说的"痰湿"是指体内有多余水分积聚的状态，这种体质的人在秋雨前线即将到来的时期，总会感到身体不适。最近常感到头痛、易浮肿、鼻炎发作、关节痛的人需要格外注意。因为湿度高的时期，体内的水分更容易积聚。

受秋雨前线的影响，最近气候并不清爽，自律神经紊乱，身体内部也是一片混乱。因此，本周要为肠道的有益菌加油鼓劲，使其为身体提供更多的短链脂肪酸。短链脂肪酸不仅能帮助肠道蠕动、促进身体排出无用物质，还能随着血液被运送至全身，成为肝、肾、肌肉的能量之源，为身体健康贡献力量。夏乏带来的倦怠感使身体变得沉重，你需要做的不是为自己鼓劲，而是为肠道内的有益菌送去优质食物，让有益菌为身体健康冲锋陷阵。

本周的食疗方案建议积极食用对有益菌有好处的调理肠胃的食物和富含钾的蔬菜，加速排出多余水分。另外，让夏季辛苦工作的肠胃得到休息也非常重要，推荐食用含淀粉酶和维生素U的蔬菜。

本周保健要点
空气呼啦圈

这项运动能锻炼支撑内脏的腹部肌肉和骨骼。

具体做法是：像转呼啦圈一样用腰部画圈，左右进行相同的次数。最好利用刷牙等零碎的时间做，早晚各做5分钟。这项运动不仅能够锻炼躯干，还能让骨盆回正。

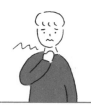

◆ **本周推荐食物** ◆

大头菜

　　大头菜含有助消化的淀粉酶、能帮助身体排出多余水分的钾、B族维生素、维生素C等营养物质。大头菜叶的营养价值也非常高，具有抗氧化作用的β-胡萝卜素含量非常高。而且，煮沸后，β-胡萝卜素的含量会增加，推荐用大头菜叶做味噌汤等汤类菜肴。

本周好汤
大头菜盐曲汤

　　锅中倒入橄榄油，放入切成合适大小的大头菜叶、大头菜、卷心菜、姜丝与鸡翅，轻轻翻炒，加入适量水炖煮，最后用盐曲调味即可。

盐曲

　　"曲"是由大米发酵制成的。盐曲中的淀粉酶能分解米中的淀粉，因此盐曲含有大量的低聚糖。这正是有益菌喜爱的食物，因此盐曲能调理肠道环境，改善便秘、腹泻等症状。盐曲中的α-乙基葡萄糖苷和曲酸是美白保湿的有效成分，能修复紫外线造成的损伤。它还含有丰富的B族维生素，可以缓解夏乏。对夏季肠胃虚弱的人来说，盐曲是必不可少的食物。

本周香草与香料
柚子

　　柚子晒干后可以作为香料使用。柚子的香气来源于柠檬烯，这种成分具有放松精神的作用。中医认为，柑橘类水果的香气可以疏肝理气、舒缓情绪。

夏秋之交（长夏）　温暖身体，调理肠胃，保护咽喉，先人一步提升免疫力

6月

◆自制盐曲与酱油曲

　　盐曲：将等量的干燥米曲与水混合，加入天然盐（重量为米曲重量的30%），常温静置一天。每天翻搅一次，十天后就完成了。做好的盐曲需要冷藏保存。

　　酱油曲：将等量的干燥米曲与酱油混合均匀，常温静置一天。第二天添加酱油，使其完全没过米曲。每天翻搅一次，十天后就完成了。做好的酱油曲需要冷藏保存。

◆大头菜皮的妙用

　　将大头菜皮和盐曲、柚子皮一同静置一晚，就能做成腌菜。也可以用醋做成西式泡菜。

热汤、益生菌、暖腹带，三种"神器"帮你在本周强化免疫功能

肠道受凉是夏日疲劳迟迟不能消退的原因，用可以吃的"调理肠胃的药"来解决问题吧

　　炎热的天气还在继续，但是受台风和暴雨的影响，有时会感受到凉意。

　　最近你有没有感冒呢？这个时期特别容易出现身体不适，多检查自己的身体状况吧。如果腹部温度较低，就说明肠道受凉了。包括肠道在内的脏器一旦受凉，就会功能低下，出现胃部不适、便秘、腹泻、过敏、疲劳等症状。我们非常容易在不知不觉间养成使内脏受凉的生活习惯，例如吃冰凉的食物，或衣服穿得太薄。我们必须认真审视自己的生活习惯，但改变坏习惯并非易事。今后也请经常触摸自己的腹部，长期坚持健康管理的习惯。

　　秋分之前，炎热的日子还将持续，但为了给即将到来的寒冷季节做准备，可以从现在开始使用暖腹带等物品为身体保暖。提前做好保暖工作，是换季时不易生病的秘诀。

　　本周的食疗方案建议食用由发酵食品制成的热汤，修复肠壁，调理肠道环境。

**本周保健要点
去角质**

　　角质是皮肤表面的一层细胞，保护皮肤远离外界环境的刺激，并且保持内在水分。夏天为了抵挡紫外线，角质层会增厚，而且随着皮肤代谢周期的紊乱，皮肤容易变得粗糙、干燥。

　　非常推荐在这个时期使用自制磨砂膏。具体做法是：将等量的砂糖和油混合。油最好选用橄榄油或椰子油。去角质时，可以重点按摩容易堆积角质的脚后跟、手肘、膝盖等部位。

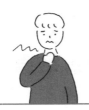

◆ 本周推荐食物 ◆

纳豆

　　纳豆是由大豆发酵而成的黏性食品，不仅能调理肠道环境，还能给身体提供丰富的蛋白质，可以说是一种"万能食物"。纳豆菌是一种耐热菌，将纳豆做成热汤可以将营养物质送达肠道，提高小肠免疫细胞的活性。纳豆还会影响口腔内的菌群，有助于改善牙周病。除了纳豆菌，纳豆中的果聚糖和聚谷氨酸也可以强化免疫功能。

　　此外，纳豆中的纳豆激酶能够降低血液黏稠度，但这种成分怕热，建议直接食用。

海发菜

　　海发菜含有水溶性膳食纤维褐藻糖胶、海藻酸、β-胡萝卜素等代表性营养物质。膳食纤维能够调理肠道环境，抑制血糖急剧升高。黏滑口感的来源——褐藻糖胶能优化肠胃功能，进而强化免疫系统，缓解病毒感染或过敏造成的不适症状。

　　海藻酸能附着在胃壁上，减缓身体对酒精的吸收速度，因此可以预防宿醉，帮助身体排出有害物质。另外，它还能吸附胆固醇并加速让其排出，可以预防生活习惯病。

本周好汤
纳豆海发菜酸汤

　　将醋腌海发菜和海带倒入水中煮熟，喝汤前往汤里加入适量纳豆即可。这种有益肠胃的健康好汤做法简单，在忙碌的清晨也能轻松享用。

本周香草与香料
花椒

　　花椒中的花椒油能够加速肠胃蠕动，促进身体代谢。夏季感到轻微肠胃不适时，可以在饭菜中添加少许花椒。在纳豆上撒少许花椒，可以减轻纳豆本身的异味，口味更佳，一定要试试看。

夏秋之交（长夏）　温暖身体，调理肠胃，保护咽喉，先人一步提升免疫力

6 月

被子晒好了吗？饮食过量了吗？
干净的肠道和被子帮你击退过敏原

摄入调理肠胃的食物和保健食品，
全面防御秋季过敏和传染病

秋分即将到来，酷暑带来的压力渐渐消退，气候变得舒适宜人。但这时苦于打喷嚏、眼睛痒等问题的人越来越多。9月是哮喘、过敏性鼻炎、特异性皮炎的高发时期。出现以上症状，且身体防御机能低下的人属于"肺气虚"体质。

过敏的一个原因是螨虫。螨虫喜爱高温高湿的环境，之前你可能会因为被螨虫叮咬而感觉瘙痒。但在9月，螨虫的尸体、外壳、粪便会成为过敏原，只要有一点儿风就会飘在空中，随着呼吸进入体内，引起过敏。如果这时候常感到咽喉或鼻子发痒，可以试试将被子洗干净，改变易生螨虫的环境。螨虫不耐高温，可以用烘干机充分烘干被子，消灭螨虫。

本周食疗方案的重点是提升身体防御功能，养成良好的体质，以便应对今后高发的过敏和感冒等疾病。

本周中药
麻子仁丸

这是一种能够滋润肠道环境、刺激肠道、促进通便的中药。

如果体力不足、水分摄入量过少，或者有憋便的坏习惯，大便可能会呈现小而硬的形态。想治疗便秘，需要从改变生活方式入手，均衡饮食，适量运动，让大脑劳逸结合。如果症状令人难以忍耐，建议服用麻子仁丸。

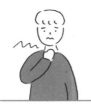

◆ **本周推荐食物** ◆

魔芋

　　魔芋中97%的成分是水，剩下的物质中最主要的成分是调理肠道环境的葡甘露聚糖，还有能帮助皮肤保持水分、提高屏障功能的神经酰胺。

　　葡甘露聚糖不仅对肠道有益，还能抑制胆固醇和血糖，因此魔芋对患生活习惯病的人来说是非常值得推荐的食物。神经酰胺能提升皮肤屏障功能，缓解特异性皮炎和皮肤瘙痒。

本周好汤
米糠魔芋猪肉汤

　　在猪肉汤中加入魔芋以及适量的米糠即可。这种猪肉汤不仅营养价值高，口感层次也更加丰富。将米糠煎7～8分钟，放入消毒过的密封容器中可以保存两周。

米糠

　　米糠是加工稻谷的副产品，含有丰富的维生素B_1、矿物质、膳食纤维。建议在疲劳或便秘时食用，推荐每天食用两大勺左右。

　　米糠中的氨基酸含量也非常丰富，只要在各式料理中加入一些，就可以丰富菜肴的口感。它几乎适合所有料理，例如搭配纳豆、味噌汤、肉汤、汉堡肉饼，或用来制作沙拉、凉拌菜、炒菜等。

本周香草与香料
七味辣椒粉

　　七味辣椒粉是由多种辣椒粉混合制成的作料，有助于调理肠胃功能。

　　将七味辣椒粉与米糠、木鱼花、小鱼干、芝麻充分混合，就能做成对肠胃有益的拌饭料。可以直接撒在米饭或沙拉上享用。

夏秋之交（长夏）温暖身体，调理肠胃，保护咽喉，先人一步提升免疫力

6月

◆试试米糠腌菜吧

　　米糠的一个妙用就是制作米糠腌菜。米糠中的乳酸菌不惧胃酸，可以直达肠道，调理紊乱的肠道菌群。换季免疫力低下的时候，请一定要尝尝米糠腌菜。

身体疲劳的根源是口呼吸，
提高肺的屏障功能

食用黏滑的白色根茎类蔬菜，
改善干燥季节的咽喉不适

　　夏季正式画上句号，秋分已然到来。高温高湿的环境成为过去，白昼逐渐缩短，气候舒适宜人。很多人选择出门散步，活动缺乏运动的身体。但户外充斥着花粉，可能会导致过敏症状加重。虽然因炎热而大量消耗体力的状况告一段落，但令人苦恼的过敏症状会一直持续到11月。

　　容易过敏的人大多有口呼吸的习惯。一旦注意力集中，嘴巴就会不由自主地张开，或者睡觉时张嘴呼吸。你有没有这样的情况呢？接下来空气将越来越干燥，为了避免咽喉受到伤害，需要提高身体的防御力。身体防御力低下的状态叫作"肺气虚"。秋季一旦"肺气虚"就很难痊愈。使用加湿器和戴口罩都是很好的解决方案，也可以通过食疗补充适量的水分，调理肠道环境。

　　本周的食疗方案建议食用口感黏滑、能调理肠胃的食物，从肠道内部强化肺的机能，预防肠漏综合征等疾病。

本周精油
乳香精油

　　乳香能够保护咽喉，还能提高角质层的保湿能力，防止皮肤干燥，特别适合用来改善秋季气候干燥以及夏季紫外线照射导致的细纹加深。

　　可以在热水中各滴一滴乳香精油与茶树精油，浸泡毛巾，然后拧干。将毛巾放置于胸口处，深吸毛巾散发的蒸气，滋润

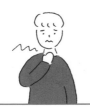

◆ 本周推荐食物 ◆

芋头

芋头黏滑的口感来源于一种名为半乳聚糖的成分。它能够保护肠道黏膜、提高大脑细胞活性、抑制癌细胞增殖。因此，芋头可以强化身体的防御力，防止注意力及认知功能下降。

在高糖的根茎类蔬菜中，芋头的热量和糖质含量较低。它的糖质含量不足红薯的一半，非常健康，很适合减肥时期食用。

酒糟

酒糟含有抗性蛋白，这种成分可以直达肠道，调理肠道环境，帮助身体排出多余的油。引起人体过敏反应的是由组织蛋白酶B合成的免疫球蛋白。酒糟中的成分可以阻碍身体形成组织蛋白酶B，缓解过敏症状。

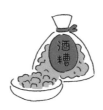

本周好汤
法式酒糟芋头浓汤

将芋头、洋葱、大蒜切至适当大小，加水煮出底汤。所有食材煮软后，倒入搅拌机中，搅至汤汁香滑浓稠，最后用酒糟和味噌调味即可。

本周香草与香料
豆蔻

豆蔻能促进唾液与胃液分泌，帮助消化，抑制咳嗽、咳痰等症状，最适合感冒初期食用。要不要尝试用酒糟、豆蔻、生姜、肉桂制作一杯独一无二的酒糟风味香茶呢？

夏秋之交（长夏） 温暖身体，调理肠胃，保护咽喉，先人一步提升免疫力

6月

咽喉与鼻腔的黏膜。茶树精油有抗菌及抗病毒的作用，可以缓解咽喉的不适，提升黏膜的屏障功能。

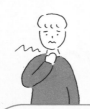

9/29 ~ 9/30

回顾9月

用发酵调味品、香草、香料丰富厨房

秋天是一个自由、快乐的季节，适合享受美食、读书、运动。但如果遇到鼻塞、咳嗽不止、胃痛、便秘等问题，难免提不起兴致。

如果感到身体不适，一定要改善问题的根源——腹部的状态。可以准备好迷迭香和肉桂。它们都具有良好的抗菌效果，能缓解感冒症状，还能消除引发肠漏综合征等疾病的念珠菌，改善肠道环境。

这两种香草的食用方法都很简单。迷迭香很适合搭配鱼类或肉类，肉桂只要在饮品中加入少许即可。

·保养肠道：盐曲、纳豆、海发菜、魔芋、米糠、七味辣椒粉、芋头、酒糟。

·改善消化功能：大头菜、生姜。

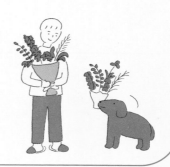

10月 秋

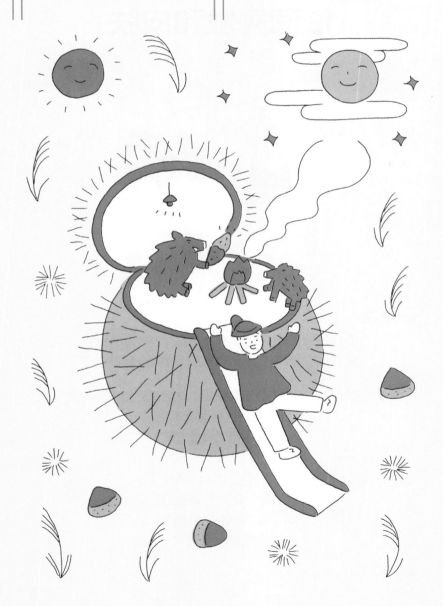

由内至外强健身体,
滋润秀发和皮肤

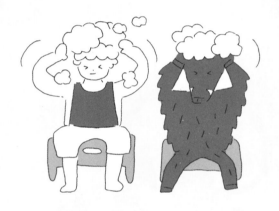

本月干燥的风会夺走皮肤和秀发中的水分。
实践滋润养颜的食疗方案,对抗衰老吧!

夏季受到的紫外线伤害还没有恢复,本月又遇上干燥的空气。
如何应对这种情况呢?
以下是本月的食疗方案。

第1周　防止脱发
第2周　滋润干燥的皮肤
第3周　缓解脂溢性湿疹
第4周　抗衰

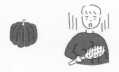

头皮与皮肤损伤明显，脱发量约为平时的3倍！

最近晴朗的天气让人心旷神怡。傍晚的风吹在身上有些凉，没有了扰人睡眠的酷暑，很多人都能在这个时节睡个好觉。一夜好梦之后，可以看看自己的枕头。掉的头发是不是比平时更多了呢？浴室排水口处堵塞的头发也可能有所增加。这种状态被中医称为"肺肾阴虚"。

实际上，9～10月是一年中脱发最多的时候，大约比平时多3倍，很容易感觉头皮异常（不包括遗传因素）。早晚温差较大，自律神经和激素分泌紊乱，夏季头皮和皮肤受到的伤害在9～10月逐渐显露。实际上，夏季头皮受到的损伤远超我们的想象。紫外线使身体产生活性氧；夏乏造成的饮食不规律、睡眠不足使生长激素减少分泌；长期待在空调房中，头皮干燥，血液循环不畅，新陈代谢效率低下；高温高湿环境下头皮闷热，皮脂分泌增加，给杂菌繁殖创造了条件……这个时期造成头皮负担的原因数不胜数。特别是在紫外线下，活性氧增加，头皮和皮肤的滋润度降低，会加速毛囊细胞老化，造成脱发、皮肤干燥等问题。

秋　由内至外强健身体，滋润秀发和皮肤

10月

◆毛囊细胞

在毛囊细胞的作用下，发根的细胞不断分裂，头发才能生长。毛囊细胞中的毛乳头细胞与毛细血管相连，并从中吸收营养，发送信号控制细胞分裂，从而保证头发的生长循环。

食用富含锌等矿物质的食物，加强身体循环

从夏季高温高湿的气候突然变为秋季干燥的气候，头皮干燥、头皮瘙痒、头皮屑等问题随之而来。特别是湿度下降至40%以下时，这些问题会更加明显，这就是"燥邪犯肺"。夏季应该充分做好防晒工作，但我们往往会忽略头皮，只为脸部和身体的皮肤防晒。本月通过食疗方案，由内至外地慰劳头皮和皮肤吧。

表皮最深层的基底层不断生产新的皮肤细胞，上层皮肤细胞按照顺序不断向外层生长，直至成为角质层。最终，这些老旧的角质会成为皮垢并脱落。这种循环就是皮肤的新陈代谢，大约每六周循环一次。只有这种循环正常运行，我们才能拥有健康的皮肤和头发。建议多食用富含锌等矿物质的食物，例如牡蛎、蛤蜊等海鲜以及核桃、杏仁等坚果。如果矿物质不足，新陈代谢周期紊乱，身体就无法充分保持水分，导致头皮和皮肤干燥，进而加重瘙痒症状。

10月，身体发出注意疲劳的警报

脱发、头发稀疏、皮肤干燥是锌吸收率低的信号

身体在形成皮肤和头发时，必不可少的营养物质是矿物质，但人体对有些矿物质的吸收率并不高。例如，钠的吸收率高达90%以上，但锌、镁、钙、铁等矿物质的吸收率仅有25% ~ 35%。

特别是皮肤和头发新陈代谢必需的锌，吸收率并不高。锌进入人体，会在胃中被胃酸变为离子，进而在肠道内被吸收。如果胃的健康状况不佳、进食过快，或者服用了慢性抑制胃酸的胃药，就会导致胃酸分泌不足，使得锌无法被充分离子化，吸收率自然会变低。肠道内的有益菌产生短链脂肪酸，使锌更容易被身体吸收。但如果长期营养不均衡，或者长时间服用抗生素，身体就无法产生短链脂肪酸，使锌的吸收率下降。在肠胃不适的情况下，即便食用锌含量高的食物，也是事倍功半。总之，调理肠胃是保持皮肤和头发健康的基础。

秋　由内至外强健身体，滋润秀发和皮肤

10月

◆锌

锌的作用：
· 防止脱发。
· 修复皮肤、黏膜和伤口。
· 代谢酒精。
· 生成抗氧化酶SOD。
· 调整免疫反应。
· 分泌性激素。

· 合成胰岛素。
· 维持味觉。
消耗锌的因素：
1.酒精
代谢酒精时会大量消耗锌，用于解毒。
2.压力
身体感受到压力时，肝会合成金属硫蛋白，这一过程会消耗大量锌。

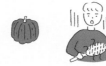

 肠胃状态怎么样？舌头告诉你答案

只要观察舌苔就能判断肠胃负担是否过大。可以每天早晨洗漱的时候对着镜子检查一下自己的舌苔。不断与之前的舌苔状况做比较，感受身体的变化。

☐ 舌头肿

☐ 舌苔部分脱落

☐ 舌苔厚

☐ 舌苔发黄

☐ 有舌炎或口腔溃疡

如果以上选项中有三项及以上与你的状况相同，就代表你的肠胃负担过重。此时与其思考摄入哪种营养物质，不如将关注点放在调理肠胃上。特别需要控制肥肉、油炸食品、拉面等脂肪含量高的食物的摄入量，以免伤害肠胃。

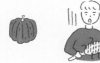

坚持食疗方案的要点

　　青椒、彩椒、卷心菜、西蓝花、大头菜（包括叶子）这五种蔬菜，本月请至少选择其中一种，坚持每天食用。

　　这些蔬菜富含维生素C，能促进矿物质吸收。维生素C还有美容效果，能够促进胶原蛋白形成，具有较强的抗氧化作用，能够应对多种头皮和皮肤问题。这五种蔬菜还有一个共同点——膳食纤维含量丰富，能够调理肠道环境。

　　本月一定要有意识地食用这五种蔬菜。一般来说，动物性食物的矿物质含量比较高，可以将动物性食物与这五种蔬菜搭配食用，更容易长期坚持。如果摄入动物性蛋白质会让你觉得肠胃不适，建议搭配助消化的卷心菜或大头菜。

10月

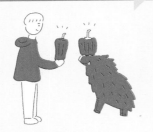

◆富含维生素C的水果

　　最具代表性的水果就是猕猴桃。猕猴桃含有辅肌动蛋白，能够促进蛋白质分解。辅肌动蛋白会在温度较高时发挥作用，因此可以用猕猴桃腌肉，也可以将猕猴桃捣碎，加入适量低聚糖，用热水冲泡饮用。

189

脱发是夏日损伤的"余波"，
可以通过食疗和呼吸增加发量

食用富含矿物质和膳食纤维的食物，修复头皮损伤

中医认为，在"阴"时期，不适合对外沟通、交流，更适合保持低调、专心做事。不妨试试在这段时间里学习新的知识、大扫除、散步、缝纫、读书。可以树立目标，每年在这个时期培养一项新的爱好，让人生更加丰富。

夏季的紫外线和紊乱的生活习惯给身体带来的伤害此时逐渐在头皮上体现，脱发量比平时更多，这也是另一个明显的季节性特征。再加上空气干燥，头发容易毛躁，这种状态就是"肺肾阴虚"。

本周食疗方案的目标是从内至外使头皮和头发重焕活力。抗氧化能力强的食物可以减轻头皮损伤，矿物质含量丰富的食物能改善"肺肾阴虚"。据统计，头发稀疏的人普遍习惯口呼吸，且呼吸较浅。呼吸较浅会导致血液流通不畅，能滋养头发的营养物质无法被运送至头皮，导致头发稀疏。呼吸是自主控制血液循环的方法，请有意识地采用腹式呼吸法。

本周保健要点
深呼吸

血液流通不畅是脱发、头发稀疏的原因之一。深呼吸能促进血液循环，使体内的营养物质充分滋养发根。感受到压力时、小憩时、睡前都可以用这种方法来放松。

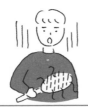

第1周
10/1 ～ 10/7

◆ 本周推荐食物 ◆

白萝卜干

　　白萝卜的铁、膳食纤维含量十分丰富。泡发白萝卜干时,维生素C、钾等营养元素非常容易流失。因此建议在做菜时也用上泡萝卜干的水。可以用来做味噌汤或其他汤。

本周好汤
海发菜萝卜酸汤

　　用醋腌海发菜、白萝卜干、番茄、香菇干、海带、黑醋煮出底汤,打入蛋液,煮至蛋花松软时即可出锅。最后滴入芝麻油或辣油,味道更好。

黑醋

　　普通的醋对身体大有好处,其中黑醋特别值得推荐。

　　构成毛发的角蛋白是由氨基酸组成的,黑醋经过长时间酿造,氨基酸含量比普通醋高很多。其中的人体必需氨基酸之一——精氨酸可以促进血液循环,帮助头发生长。除此之外,黑醋还含有肌苷,不仅能促进生发,还能预防脱发、头皮湿疹、长白发等问题。

本周香草与香料
香菜

　　香菜能够帮助身体排出重金属。

　　香菜通过排出身体不需要的重金属改善淋巴循环和血液循环,从而改善头皮和发根的状态,有助于长出乌黑浓密的头发。香菜非常适合加入酸辣口味的汤中食用。

秋　由内至外强健身体,滋润秀发和皮肤

10月

滋润的身体更不易疲劳

双管齐下！补水保湿滋润体外，补充胶原蛋白滋润体内

最近早晚的温差越来越大，有时甚至让人感觉寒冷。空气干燥、咽喉和鼻腔黏膜干燥、头发毛糙等问题加剧、眼角细纹和法令纹也越来越明显。

在高温高湿的环境中，身体可以自然而然地被滋润。一旦环境开始干燥，就必须使用加湿器、护发精油、润肤乳等护理干燥的身体。身体因气候原因而干燥的状态被中医称为"燥邪犯肺"。这是季节性状态，没有办法改变，但我们可以做好保湿。

通过提高皮肤的新陈代谢能力，改善皮肤干燥，让身体在今后更加寒冷的时节维持体温，不易疲劳。天气干燥的时候，我们可能会更想拥有比平时更滋润、健康的皮肤和顺滑亮丽的秀发。现在季节比较稳定，因此很快就能感受到改善生活习惯的好处，比起其他季节，我们更容易保持动力。

本周的食疗方案建议食用滋润身体的代表性食物——胶原蛋白满满的乳白色浓汤。还要调理肠胃，预防皮肤问题。

本周保健要点
保养头发

梳头发是保养头皮角质层的重要环节。但梳头的时候产生静电，导致头发打结、断裂，会起到反效果。

为了抑制头发上的静电，在此介绍一种保养角质层的方法：将一把木梳子放入密封袋中，加入椿油、摩洛哥坚果油或荷荷巴油等你喜爱的油，大约浸泡一周后取出，用厨房用纸擦净、晾干即可。使用这把木梳子梳头发，就可以让头发光亮、顺滑。

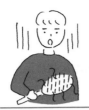

◆ 本周推荐食物 ◆

鸡翅

说到滋补身体的胶原蛋白菜品,最具代表性的就是鸡翅浓汤。鸡肉富含维生素A,能够强化咽喉和鼻腔的黏膜,改善皮肤干燥,缓解眼睛疲劳。除此之外,还含有滋润身体的优质蛋白,以及能促进皮肤、头发、指甲细胞再生的维生素B$_2$。鸡肉中人体必需氨基酸——蛋氨酸的含量也非常丰富,能够增强肝功能,增强身体的解毒功能。

糯麦

秋季肠道干燥,因此非常容易便秘。随之而来的还有皮肤瘙痒等问题。非常推荐膳食纤维含量丰富的糯麦,它能促进肠道蠕动,调理肠道菌群。**即便与牛蒡和红薯相比,糯麦中的膳食纤维含量也毫不逊色。**

糯麦中的 β–葡聚糖能够抑制血糖急剧升高。将它与大米混合食用可以有效减肥。如果能接受糯麦的味道,也可以食用纯糯麦饭。

本周好汤
糯麦鸡汤

将鸡翅、糯麦、香菇干、海带、牛蒡、葱、生姜放入水中煮开,再炖煮30分钟即可。

也可以将所有食物放入电饭煲中,加入没过食物的水,按下煮饭键即可。

本周香草与香料
枸杞

中医认为枸杞可以强化肝功能,缓解眼睛疲劳,改善头痛、头晕等症状。它还含有能够滋润干燥皮肤的维生素A,能预防色斑和皱纹的维生素C、叶黄素、玉米黄质等抗氧化物质。

秋 由内至外强健身体,滋润秀发和皮肤

十月

◆枸杞的食用方法

枸杞是一种营养丰富的"超级食物",传说历史上知名的美人都坚持食用枸杞。如果不知道该怎么食用,可以试着将它放入醋中腌渍。也可以用枸杞泡水喝。

当餐桌上的食物颜色暗淡时,可以撒上一些枸杞,为菜肴增添色彩。它的食用方法简单得超乎预料。

甜腻的甜点是美丽的天敌，
对干燥环境敏感的人需要格外注意

选择滋阴润燥和调理肠胃的最强食物
防止干燥，防止湿疹

　　秋天是收获的季节，多种美味的食物让人一不小心就难以抵御诱惑，过量食用。如果只吃甜食或者油脂过多的食物，容易引发皮肤干燥、皮肤瘙痒、湿疹等问题。特别是在夏季皮肤受到伤害的情况下，加上秋季气候干燥、过度清洁等因素，身体为了保护皮肤免受干燥的伤害，油脂分泌增加，导致头皮容易长湿疹。这个季节脱发的一大原因——脂溢性湿疹也有增加的趋势。除了头皮，耳后、鼻翼等部位也非常容易长湿疹。如果食用高脂质的食物，或者长期食用单一的食物，很容易使湿疹恶化。皮肤和头皮出现问题的时候，要注意多食用滋阴润燥的食物，同时注意不要挑食。

　　气候干燥引起的身体滋润度不足叫作"阴虚"。身体屏障能力低下，更容易对干燥的环境产生反应，引起炎症等诸多不适症状。咽喉干燥导致感冒，皮肤干燥导致瘙痒，肠道干燥导致便秘。对皮肤容易干燥、咽喉以及鼻腔和肠道黏膜脆弱、容易便秘的人来说，如果不及时解决身体滋润度不足这个问题，各种不适症状将频频出现。本周的食疗方案推荐能提高免疫力、调理肠道的食物。

本周中药
温清饮

　　具有补血功效的四物汤能够改善皮肤干燥、改善贫血、调理月经、改善心悸。黄连解毒汤可以抑制炎症和瘙痒症状、缓解焦虑等心理问题。温清饮是四物汤与黄连解毒汤的合方，不仅可以解决皮肤问题，还有助于治疗围绝经期综合征、神经症等疾病。

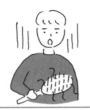

第3周
10/15 ～ 10/21

◆ 本周推荐食物 ◆

牛蒡

众所周知，牛蒡富含膳食纤维，不溶性膳食纤维木质素的含量尤其丰富。它能够促进肠道蠕动，改善肠道环境。此外，水溶性膳食纤维菊粉还能起到调理血糖和胆固醇的作用。

牛筋

牛筋指牛蹄筋或牛的脖颈、小腿等脂肪含量较少的部位的肌腱。牛筋含有丰富的 B 族维生素、维生素 K、铁、镁、钙以及优质蛋白质等营养物质，能从内至外滋润身体。牛筋给人肉质硬、很难煮烂的印象，其实即便没有压力锅，用电饭煲也能将牛筋炖至软烂。

本周好汤
牛筋牛蒡汤

牛筋焯水洗净，切成适合食用的大小。将牛筋、牛蒡、生姜、魔芋放入电饭煲中，倒入甜料酒、酱油，加入没过食物的水，按下煮饭键。如果一次煮饭程序结束后肉依然偏硬，可以按下煮饭键，再煮一次。

本周香草与香料
胡卢巴

这种香草的香味如同焦糖，但略带苦味。它可以改善肠胃功能，调理薯蓣皂苷元激素，起到补肾的效果。它还有抑制炎症的功效，将其熬成温热饮品，可以缓解咽喉疼痛。

◆胡卢巴牛筋汤

在此介绍一下胡卢巴牛筋汤的做法：将切成合适大小的洋葱、大蒜、胡卢巴、孜然、姜黄轻轻翻炒至食物变软，加一份冷冻的牛筋汤，烧开即可。

◆牛筋汤的保存方法

可以将做好的牛筋汤分成小份，冷冻保存。

秋　由内至外强健身体，滋润秀发和皮肤

10 月

195

容貌衰老是身体不适的信号，
用秋日的甜蜜滋味来抗衰吧

不要忘记做好UVA防护，调理肺和肾，预防衰老

与上个月相比，本月紫外线有所减少，日落的时间提前了。寒冷的天气较多，但气候依然比较舒适，大部分时间不需要开空调，对皮肤造成的负担比较小。

但是，这时千万不能大意。虽然室外空气干燥，导致晒伤和色斑的UVB有所减少，但皱纹、皮肤松弛的根源——UVA依然存在。如果皱纹和皮肤松弛让你烦恼，现在必须采取行动，阻隔紫外线。

控制身体水分的肺和肾功能较弱的人容貌格外容易衰老。肺和肾功能较弱的特征是难以调节体温、不易出汗、容易便秘、容易过敏、易患耳鼻喉方面的疾病、容易浮肿、易患膀胱炎。如果你觉得这些症状符合你的情况，就要多加注意。这个秋天不要懈怠，一定要好好预防衰老。

本周的食疗方案建议食用富含膳食纤维、能强化肺和肾功能的抗氧化食物，由内至外地做好抗衰工作，养成健康的体质。

本周精油
天竺葵精油

天竺葵可以调整脂质分泌，无论是油性皮肤、混合性皮肤还是干性皮肤，都可以放心使用。它还可以缓解经期前的焦躁和不安，缓解心理不适。

建议用天竺葵精油制作保湿水，对抗皮肤干燥。将10毫升护肤甘油和90毫升水倒入喷瓶中，混合均匀，制成基础保湿水。

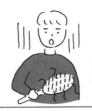

第4周
10/22 ~ 10/28

◆ 本周推荐食物 ◆

黑豆

    黑豆是能强化肾功能的代表性食物。黑豆含有能调整水分代谢的钾、能生成胶原蛋白的美容成分异黄酮，还有能对抗皱纹、色斑的抗氧化多酚花青素、花色素苷等。

    黑豆中还有丰富的膳食纤维和皂苷，能调理肠道环境，缓解皮肤干燥、痤疮等炎症症状。

本周好汤
黑豆红薯豆乳汤

    将切成小块的红薯、洋葱与黑豆放入水中煮沸，倒入与水等量的豆乳，然后用味噌调味，再次煮沸即可。

红薯

    红薯含有丰富的维生素C、维生素E、β－胡萝卜素等抗衰营养物质，还有丰富的多酚紫茉莉苷。这种营养物质能够保护胃黏膜，促进肠道蠕动，**但仅存在于红薯皮中，建议连皮食用。**

    红薯的甜味来源于麦芽糖，这种物质通过缓慢加热产生。麦芽糖能够加速肠道运动，如果需要调理肠胃，推荐用缓慢加热的方式来烹饪红薯。

本周香草与香料
菩提果

    菩提果香气甘甜，有助于改善咽喉肿胀。它还有安眠的功效，可以与洋甘菊、柠檬香草等其他香草一起泡茶，睡前饮用。

再各滴入三滴天竺葵精油和能促进血液循环的迷迭香精油即可。也可以按照自己的喜好添加其他精油。可以用做好的保湿水一边按摩一边涂抹小腿、脚后跟、手肘等容易干燥的部位。

◆红薯与黑豆

    红薯与黑豆口感软糯，十分美味，是一对制作焖饭的好搭档。除此之外，与板栗、秋刀鱼等秋日特有的美食一同食用，也是非常好的选择。

秋　由内至外强健身体，滋润秀发和皮肤

10月

197

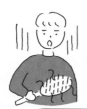

回顾10月

你足够爱自己吗？皮肤和头发会告诉你答案

当皮肤的状态令人烦恼时，身体也一定发生了其他变化。身体的新陈代谢会反映在皮肤和头发上。如果构成身体的"材料"和吸收营养物质的器官出现问题，头发自然会变得干燥，皮肤也更容易出现炎症。

皮肤干燥和脱发并不是令人愉快的变化，但它是身体最方便传达的信号。观察头发与皮肤的状态，就能了解身体的负担。与其抱怨最近令人不快的变化，不如下定决心今后更关爱自己，扎实地实践食疗方案。

·本月推荐食用的蔬菜：青椒、彩椒、卷心菜、西蓝花、大头菜。

·保养本月虚弱的肺和肾：白萝卜干、黑醋、黑豆、红薯、枸杞。

·滋润身体：鸡翅、糯麦、牛蒡、牛筋。

11月　秋

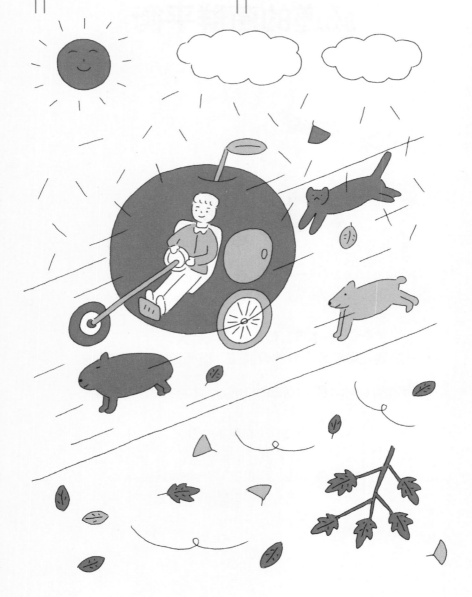

调理口腔和
肠道的菌群平衡

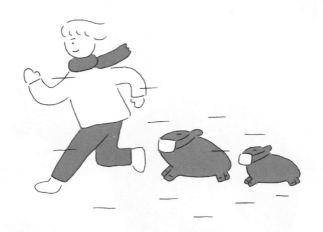

本月，传染病令人担忧。
一定要注意滋养全身的有益菌，提高身体的防御功能。

为了提高身体对各种病毒的抵抗力，本月的食疗方案如下。

第1周　增强免疫力
第2周　对抗压力
第3周　减少肠道和口腔内的有害菌
第4周　清洁口腔

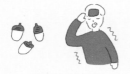

口腔和肠道内的菌群相互关联，
增加唾液分泌可以预防感冒

最近，空气变得干燥，易感冒的季节随之到来。一般来说，病毒在干燥的环境中更活跃，因此感染诺如病毒、呼吸道合胞病毒以及患流感的可能性有所增加。为了养成不惧病毒的健康体魄，必须增强免疫力。

在这个季节，口腔及咽喉黏膜的唾液分泌量有所减少。口腔中存在与肠道中相似的菌群，里面的有益菌、有害菌和机会致病菌互相制衡。但与肠道不同的是，口腔内的细菌可能会入侵血管。在肠道内，即便细菌不小心进入血管，肝也会进行解毒。但口腔中没有解毒的系统。

这时正是唾液大显身手的时候。人每天会分泌 1 ～ 1.5 升唾液，用来自净、抗菌、排出有害物质、解毒、保护黏膜、修复黏膜、帮助消化。如果用于自净的唾液分泌减少，口腔内以蛋白质为食的有害菌就更容易繁殖，牙龈和咽喉黏膜会变得粗糙，更容易患感冒。

◆唾液各成分的作用

唾液可以增强身体的防御能力，是人体非常重要的物质。唾液各成分的作用各不相同。

1.免疫球蛋白Ａ：阻止细菌、病毒入侵人体。

2.褪黑素：提升睡眠质量。

3.乳铁蛋白：抗氧化。

4.碳酸氢盐：平衡口腔酸碱环境，预防龋齿。

5.生长因子：提升细胞活性、强化身体的耐压性、增强肠胃功能。

6.黏蛋白：保护咽喉黏膜。

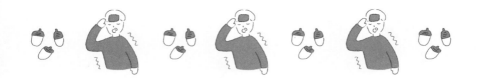

预防感冒最有效的方式是促进唾液分泌、清洁口腔、少吃甜食以阻止有害菌繁殖等。要想健康地度过接下来的感冒高发时节，就必须充分关注口腔菌群健康。

调理肠胃需要发酵食品、膳食纤维和深呼吸

70%与免疫相关的细胞存在于肠道内，想要保持健康，就必须调理肠道环境。摄入发酵食品和膳食纤维，就等于同时摄入有益菌和有益菌生存所需的食物，起到强化肠道的作用。这个时期非常建议食用葱类，因为它们不仅富含膳食纤维，还含有能强化免疫功能的大蒜素。

此外，如果因驼背而口呼吸，或呼吸很浅，自律神经就很容易紊乱，血液循环不畅，氧气无法顺利到达全身的各个部位，导致免疫力下降。这种状态被称为"肺气虚"。对于这类人群，建议采用腹式呼吸法，用鼻子吸气，再用两倍的时间缓慢呼气。深呼吸时，膈会大幅移动，因此能够刺激包括肠道在内的内脏。

◆调理肠道环境的"肠按摩"
让身体躺平，两脚张开至与肩同宽。双手轻轻搭在腹部，进行腹式呼吸。一边呼吸，一边用指尖以肚脐为中心向外螺旋形画圈，重复十次。最后双手握拳，从心窝处向腹部下侧滑动，轻轻按摩十次即可。饮食、按摩、呼吸"三管齐下"，共同调理肠胃，能够提升免疫力。

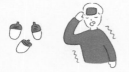

11月，身体发出强化免疫力的指令

不惧细菌和病毒，强化身体防御系统

我们的消化器官，也就是口腔、食道、胃、小肠、大肠、肛门彼此连通。虽然消化器官位于身体内部，但可以直接接触食物、病毒等外界的物质，因此解剖学也将其定义为外部器官。病毒、病原菌、有害物质会进入口腔，沿消化器官黏膜进入身体。因此，这些黏膜具有阻止有害物质入侵的防御系统，这就是免疫功能。免疫功能帮助身体排出不需要的物质，吸收必要的营养。

维生素A、维生素C、维生素D能够增强免疫力，强化"气"的防御功能。具体来说，维生素A可以增强身体防御功能，改善肠黏膜；维生素C可以增加肠道中的有益菌，使防御系统始终保持正常；维生素D能促进合成抗菌肽，改善肠黏膜的屏障功能，预防肠漏综合征。

秋　调理口腔和肠道的菌群平衡

十一月

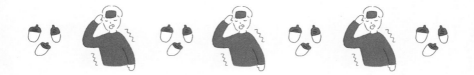

免疫力怎么样？呼吸能告诉你答案

你是不是常在不知不觉间呼吸变浅呢？虽然呼吸是在无意识的状态下进行的，但呼吸和饮食共同形成了身体必需的"气"。其中有一种气名为"卫气"，它可以起到保护免疫力的作用。休息的时候要端正姿势，与吸气相比，要将更多的注意力放在呼气上。

- ☐ 驼背，体态不正
- ☐ 容易气喘
- ☐ 肩膀容易酸痛
- ☐ 早晨起床时头昏脑胀
- ☐ 咽喉容易干渴
- ☐ 声音变小
- ☐ 圆肩，无法挺胸
- ☐ 口呼吸
- ☐ 手脚冰冷

呼吸较浅时，氧气无法送达全身，血液循环效率降低，免疫力和代谢效率都会下降。如果上述选项中有两项及以上与你的情况相同，就说明你的呼吸可能影响了免疫力，需要格外注意。

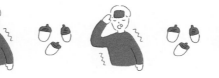

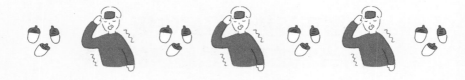

坚持食疗方案的要点

要想保护身体不受细菌和病毒的侵害，就必须调理自律神经，控制承担免疫重任的白细胞。特别是淋巴细胞，它是直接与病毒战斗的白细胞之一，受副交感神经的支配，因此需要副交感神经处于优势地位。但如果每天神经紧绷、慌张不安、频繁熬夜，交感神经就很容易占据上风。

在此介绍一种使副交感神经占据优势地位的方法：食用大量菌菇、海藻、粗粮、野菜等富含膳食纤维的食物。这是因为膳食纤维能使消化器官长时间活动。而消化器官长时间活动正是帮助副交感神经占据优势地位的有效方法，还能调理承担身体 70% 免疫功能的肠道的环境。本月如果在饮食方面犹豫不决，请记住：选择富含膳食纤维的食物！

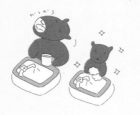

◆粗粮

谷物在精制阶段会损失一部分维生素、矿物质、膳食纤维等营养物质。由于膳食纤维减少，容易导致血糖急剧升高，因此推荐食用没有经过精制处理的谷物。糙米、燕麦、菰米等众多知名的"超级食物"都属于粗粮。

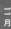

摆正姿势，好好吃饭，理所当然的事就是健康的秘诀

你的脊柱是否弯曲了？
检查自己的姿势，有意识地进行深呼吸

最近，阳光照射不到的地方越来越冷，刺骨的空气让人真切地感受到冬天即将到来。本周请多注意自己的姿势。你有没有因为寒冷而在睡觉时蜷缩手脚呢？为了对抗重力，我们的身体，特别是头、手臂等部位长出了抗重力肌肉来支撑全身。如果长期保持不良姿势，肌肉就会记住错误的状态，导致驼背或脊柱弯曲，进而引发肩膀酸痛、腰痛。很多人都有身体过度前倾的问题。人头部的重量为4～6千克，如果身体前倾，脖子周围的肌肉负担过重，驼背的问题就会更加严重。腰椎反弓、骨盆后倾等情况也会导致驼背。驼背会导致呼吸过浅，使膈减少运动，压迫胃和肺，造成肠道运动停滞。

驼背的人还有一个特征，就是很容易口呼吸。空气干燥时，如果张嘴呼吸，口腔环境干燥，很容易感染细菌和病毒。这种状态被中医称为"肺阴虚"。本周的食疗方案精选能够保护身体免受病毒侵害的食物以及能增强肠道免疫力的食物。请站在镜子前，认真摆正姿势。

本周保健要点
改善驼背

驼背会造成肩膀酸痛、头痛、眼睛疲劳、腰痛、体寒、内脏功能低下等多种问题。可以通过瑜伽等方式改善驼背。
首先保持跪立姿势，双手放在臀部后侧的地板上。指尖朝向臀部，慢慢抬起臀部，用双手和双脚支撑身体，头部倒向后方。保持腹部与手肘在同一条线上，锻炼腹肌。保持这样的姿势，深呼吸五次。

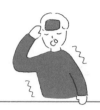

◆ 本周推荐食物 ◆

薤头

　　薤头中的二烯丙基硫醚和大蒜素具有较强的抗菌作用和抗氧化作用。如果因较大的温差感觉身体负担过重，或者身边有人患感冒时，薤头是非常合适的选择。

　　薤头中膳食纤维的含量比起牛蒡也毫不逊色。它可以调理肠胃，抑制脂肪吸收。但请注意，薤头有刺激性，肠胃虚弱的时候，不要吃太多。

泡菜

　　泡菜是用白菜、白萝卜与辣椒、大蒜等配菜一起发酵制成的食物。它的乳酸菌含量丰富，可以调理肠胃，还含有能强效抗菌的辣椒素和大蒜素，能够提高身体的防御功能。

　　泡菜分为发酵型和腌渍型，请注意选择发酵型泡菜。泡菜中的乳酸菌即使在加热中死亡，也可以帮助肠道排出有害菌，依然具有调理肠胃的作用。可以用泡菜做热汤，也可以直接吃，食用方法多种多样。

本周好汤
猪肉薤头泡菜汤

　　可以尝试用猪肉、薤头、泡菜煮汤。猪肉中的维生素B_1与薤头和泡菜中的大蒜素搭配在一起，吸收率更高。

本周香草与香料
莳萝

　　莳萝香气扑鼻，适合用来制作各种料理。莳萝可食用的部分不止叶子，连种子都有妙用。它具有抗氧化作用，可以改善肠胃功能。莳萝对女性很有好处，可以促进乳汁分泌、缓解痛经。

　　可以给自己安排计划，例如坚持在睡觉前或起床后等固定时间做一组这样的训练。

◆可用于制作泡菜的蔬菜
　　白菜、白萝卜等十字花科蔬菜常用于制作泡菜，食用泡菜可以摄入能抗炎、抗菌的异硫氰酸酯。

◆莳萝的食用方法
　　莳萝常与三文鱼一同烹饪，也可以试用甜醋腌渍莳萝与薤头。

秋　调理口腔和肠道的菌群平衡

十一月

调理增加唾液分泌的口腔细菌和促进肠道蠕动的肠道细菌

预防感冒、调理口腔和肠道内的细菌，一碗益菌味噌汤就搞定

最近昼夜温差较大，这个时期一般身体状况较好，但如果平时生活忙碌，难以享受属于自己的时间，就需要特别注意了。当身体感受到压力时，自律神经中的交感神经会占据优势地位。如果由自律神经管理的唾液腺功能低下，唾液的分泌量就会减少。口腔环境干燥，杂菌会更容易在口腔内繁殖。我们的口腔和肠道内都存在菌群，无论哪里的菌群紊乱，都会导致免疫力低下。口腔菌群会给肠道菌群的平衡带来影响，造成肠道防御功能下降，这是秋季身体不适的重要原因。这种状态被中医称为"肺阴虚"。

如果口腔状态不佳，就会产生损伤黏膜的蛋白酶以及破坏气管黏膜的细菌，导致人更容易感染病毒，也更容易患流感等传染性疾病。这时应采取漱口、洗手、戴口罩等预防措施，同时保持口腔清洁，调理肠道环境。本周的食疗方案建议食用葱类及发酵食品，调理菌群平衡，改善与免疫力息息相关的肠道及口腔环境。

本周保健要点
按摩下颌

用手按摩分泌唾液的下颚下腺、舌下腺和腮腺所在的位置。最好在泡澡时，使用具有抗菌作用的椰子油按摩。这样能消除身体异味，预防炎症。

椰子油可以食用，也可以用来涂抹身体，还能用来漱口。用加了一点儿椰子油的常温水来漱口，能够杀菌、调理口腔菌群。

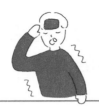

◆ 本周推荐食物 ◆

大葱

　　很多人不喜欢吃完大葱嘴里产生的异味。这种异味其实源自具有强效杀菌作用的大蒜素。人们常说感冒时吃大葱有好处，是因为大蒜素可以增强免疫力。

　　如果想消除大葱带来的令人尴尬的异味，食用苹果、梅干、西芹、柠檬等食物会有不错的效果。

本周好汤
大葱味噌汤

　　身体感受到压力，或者感觉即将感冒时，推荐食用大葱味噌汤。平时准备好简单易做的大葱味噌汤，一旦感到疲劳，就喝一碗热汤，养成放松身体的习惯。

味噌

　　味噌是最具代表性的发酵类调味品。它由大豆发酵而成，富含蛋白质、异黄酮、乳酸菌、矿物质以及维生素等多种营养物质。作为发酵食品，味噌具有调理肠道的功能，喝一碗热腾腾的味噌汤会让人由内而外感到舒适、放松。

　　肠道功能良好时，副交感神经占据优势地位，可以间接增加唾液的分泌量，增强免疫力。

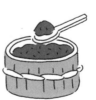

本周香草与香料
细香葱

　　细香葱和大葱一样含有抗菌效果很强的大蒜素，口味醇厚，适合搭配多种菜肴，食用很方便。

◆细香葱的食用方法
　　细香葱形状细长，很适合用来捆绑食物，为单调的餐桌增添鲜艳的色彩。

秋　调理口腔和肠道的菌群平衡

二月

肠道细菌与口腔细菌相互关联，为了避免有害菌繁殖，要注意抵制甜食的诱惑

口腔内的有害菌造成龋齿和牙周病，用杀菌食物击退有害菌

寒冷的天气人容易食欲大增，因此秋季常常会觉得食物比平时更加美味。请注意营养均衡，不要暴饮暴食。尤其是巧克力、面包等加工食品，如果摄入过多，肠道环境恶化，体内的"湿热"会引起炎症。

众所周知，摄入甜食过多时，口腔内引发龋齿的细菌会增加。引发龋齿的细菌和引发牙周病的细菌是口腔内最具代表性的有害菌。甜食是肠道内有害菌的"口粮"，因此甜食也会给肠道造成负面影响，导致免疫球蛋白A减少。反之，如果肠道环境良好，免疫功能强，免疫球蛋白A就会增加，保护身体健康。由此可见，口腔和肠道内的菌群相互关联，一方菌群紊乱就会造成恶性循环，导致整体免疫力下降；如果一方状态良好，免疫力就会整体提升。

本周的食疗方案建议少摄入会增加口腔及肠道有害菌的甜食，多食用具有抗菌、调理肠胃作用的葱类和菌菇，增强免疫力，应对即将到来的传染病高发季节。

本周中药
麦门冬汤

麦门冬汤有助于治疗干咳、支气管炎、支气管哮喘、咽喉炎，还能改善因咽喉干燥而造成的声音嘶哑、咽喉疼痛等症状。

◆牙周病的致病菌

牙周病的致病菌无法长期存活在空气中，只能藏匿于牙周袋中，免疫球蛋白A无法作用于该区域。如果患了牙周炎，可能会引发糖尿病、急性心肌梗死、动脉硬化、误吸性肺炎等疾病。

第3周
11/15 ～ 11/21

◆ 本周推荐食物 ◆

大蒜

　　大蒜含有大蒜素，具有很强的杀菌和抗病毒作用，还能扩张毛细血管，改善体温低的体质。

　　大蒜的茎，也就是蒜苗中除了与大蒜相同的营养物质，还有丰富的叶酸、维生素C、β-胡萝卜素。

本周好汤
蒜香灰树花菌汤

　　将大蒜切片，用橄榄油炒香，按照个人口味在锅中加入灰树花菌、香菇、杏鲍菇、金针菇等菌菇，轻轻翻炒。然后加入清水，煮熟食材，用胡椒盐调味即可。

灰树花菌

　　灰树花菌含有β-葡聚糖，能提高免疫功能，预防传染性疾病。

　　灰树花菌含有丰富的B族维生素、维生素D以及锌等矿物质。这些营养物质不会因加热而受影响，为了更好地摄入水溶性营养物质，建议吃用灰树花菌炖的汤。

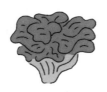

本周香草与香料
牛至

　　牛至具有较强的抗菌、抗病毒作用，能够改善及预防牙龈肿痛、口臭、感冒、脚气、念珠菌感染、疱疹、食物中毒等。它富含香芹酚、麝香草酚、迷迭香酸，抗氧化效果极好。

◆牛至的妙用

　　牛至可以作为配菜放在平时常喝的汤中。干燥的牛至比新鲜牛至香味更浓郁。

秋　调理口腔和肠道的菌群平衡

二月

在睡眠中患感冒，你需要提高身体防御能力，做好牙科检查

严重的口臭就是细菌正在增殖的表现！
摄入抗菌消炎食物，防止病原菌入侵

本周舒适的气候突然发生变化，越接近冬季，天气越干燥。这个时期应当特别注意口腔干燥。冬季，人常在睡觉的时候出汗，导致身体缺乏水分。如果有口呼吸的习惯，不仅口腔干燥，口腔中的细菌数量也会急剧增多。特别是含蛋白质分解酶的细菌增加时，不仅会使流感等病毒更容易入侵人体，还会分泌促进细菌增殖的酶。这种状态被中医称为"阴虚内热"。为了减少细菌繁殖，建议起床后尽快刷牙，保持口腔清洁，刷完牙再吃饭或补充水分。干净的口腔环境能预防传染病，防止传染病恶化。

养成早晚刷牙后，固定补充两次水分的习惯，是防止干燥的秘诀。如果你已经有龋齿或牙周疾病，建议尽早治疗，防止免疫力下降。如果总不记得定期检查牙齿，那就尽早做一次检查。本周食疗方案的重点是强化口腔的防御功能，均衡摄入抗菌消炎的食物，全面强化脆弱的屏障功能。

本周精油
茶树精油

茶树精油具有抗菌、抗炎的作用，最适合感冒初期，可以与同样有抗菌、消炎作用的薰衣草精油配合使用。可以往热水中各滴一滴茶树精油和薰衣草精油，轻轻嗅闻芬芳的水蒸气，滋润鼻腔黏膜。

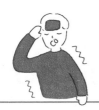

◆ 本周推荐食物 ◆

生姜

　　生姜具有非常强的抗菌和抗氧化作用，对肠胃功能有益。另外，生姜中的部分姜酚加热后可以变为姜烯酚。

　　咽喉发痒，感觉快要感冒时适合摄入姜酚，特别是热生姜中的姜烯酚，能够改善血液循环，暖身驱寒。因此，吃生姜有助于解决体寒问题。

本周好汤
法式莲藕汤

　　将洋葱末、姜末、藕泥、肉末放入水中煮熟，用味噌、胡椒盐及豆浆调味即可出锅。

莲藕

　　众所周知，莲藕能够缓解咽喉不适症状。莲藕中能缓解咽喉肿胀、改善咳嗽、抑制炎症的有效成分是鞣质。它还有改善消化功能与止血的效果。除此之外，莲藕中含有丰富的抗氧化物质多酚与维生素C。

本周香草与香料
甘草

　　甘草的用途十分广泛，70% ~ 80%的中药配方中都有它。甘草最主要的成分是能抑制炎症的甘草酸，很多治疗过敏和咳嗽的药品中都添加了甘草。甘草味道极甜，有时作为甜味剂使用。

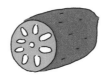

◆甘草茶

　　甘草和肉桂制成的甘草茶可以缓解感冒初期的症状、抑制咽喉炎症。快冲泡一杯温热甘甜的甘草茶吧！

◆喝开水

　　喝温热的开水可以增加内脏的活性、放松身体，还能提升基础体温，提高睡眠质量。

秋　调理口腔和肠道的菌群平衡

十一月

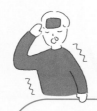

回顾11月

预防感冒需要结合食疗、肠胃按摩和口腔护理

如果感觉最近口臭加重，可能是因为身体的防御能力有所下降。要注意是不是摄入了太多甜食或给肠胃带来负担的高脂肪食物，使得口腔菌群紊乱。除此之外，还要注意水分、膳食纤维、发酵食品摄入不足造成的肠道环境紊乱。

肠道的状态可以通过指压来检查。用指尖适度用力按压腹部，如果感觉腹部发硬，就说明自律神经中的交感神经处于优势地位，肠道活动状态不佳。淋巴阻塞时，无用物质容易堆积在体内。想要改善这种情况，需要审视自己的饮食习惯，做好"肠胃按摩"。

·调节免疫功能：藠头、葱、大蒜、灰树花菌、生姜、莲藕。

·调理肠胃：泡菜、味噌、藠头、莲藕、灰树花菌。

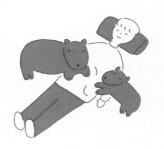

12月 ‖ 秋冬之交

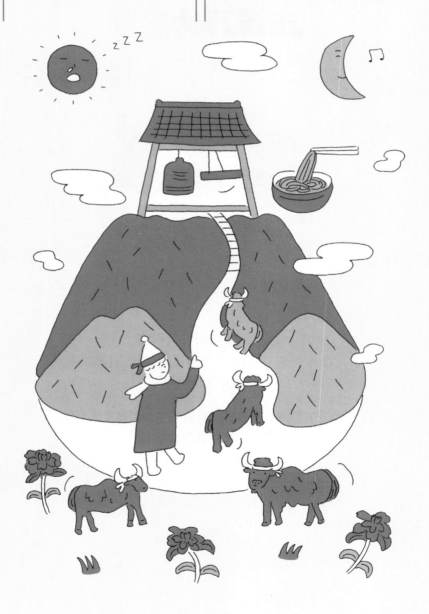

通过饮食和运动温暖身体，击退万病之源

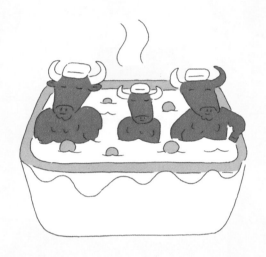

本月体寒问题非常严重。
可以用香料和促进代谢的食物调理身体循环，
改善体寒和浮肿。

本月正式迎来严冬季节，身体的各种不适令人烦恼。
以下是本月的食疗方案。

第1周　保持肌肉力量与体温
第2周　解决体寒
第3周　改善浮肿
第4周　增强免疫力

寒冬的特征是难以入睡、难以清醒

本月与上个月相似，空气干燥，很容易患感冒。一年中日照时间最短的冬至前后，我们将真正领略冬季的严寒。

体寒问题被中医称为"肾阳虚"。身体还没有适应寒冷环境的时候，对寒冷的反应非常敏感，因此浮肿、胃胀、自律神经紊乱、激素分泌紊乱等身体不适症状会出现得更加频繁。有这些症状的人大多有睡眠问题。

要想获得好的睡眠，不仅需要由内至外温暖身体，还需要加强血液循环，让肢体末端能顺利散热。睡前泡热水澡是非常有效的方法，可以帮助身体保暖，使血液顺利流向肢体末端，促使交感神经占据上风，达成实现优质睡眠的必要条件。本月，天气正式变冷，每天睡前用40摄氏度左右的热水泡个澡吧。

秋冬之交　通过饮食和运动温暖身体，击退万病之源

12月

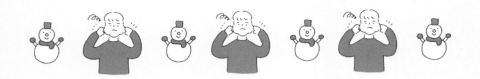

"幽灵血管"为身体埋下疾病的种子，
用食疗改善"幽灵血管"吧

导致体寒的原因之一是血液循环不畅。遍布全身的血管中，90%是毛细血管，它们将必要的营养物质和氧气输送到全身，并回收体内不需要的无用物质和二氧化碳。血液流通不畅的毛细血管被称为"幽灵血管"，它们是导致身体各种不适症状的种子。如果手脚经常冰冷，可能是手脚的毛细血管成了"幽灵血管"。如果无法为身体各个部位供给必要的物质、回收不要的物质，就可能出现色斑、皱纹、脱发等美容方面的问题，进而发展为高血压、肝功能障碍、肾障碍、骨质疏松、阿尔茨海默病等各种疾病。

肉桂、路易波士茶、荜茇（bá）等食物可以"复活"这些"幽灵血管"。其中最方便每天摄入的是肉桂。你可以尝试在喜欢的热饮中添加2 ~ 3撮肉桂粉（大约0.6克）。请注意，每天的摄入量不要超过10克。

如果想提高营养吸收率，提升身体代谢功能，充分咀嚼也非常重要，每口食物咀嚼30次以上更好。增加咀嚼的次数，就可以通过饮食温暖身体。同时，不要忘记摄入生成能量必不可少的B族维生素。

12月，身体发出强化免疫力的指令

体寒是无用物质堆积、免疫力下降的根源！
提升身体代谢要靠保暖

一般来说，体温低于35摄氏度属于低体温。人体处于低体温状态时，内脏活动效率较慢，基础代谢量也比正常情况低。血液循环和肠道蠕动功能低下时，身体排泄无用物质的能力与免疫力也会变弱。低体温和体寒不同，但都会阻碍无用物质排出，导致身体浮肿。

我们要用保暖来解决这个问题，加强"气"的"温煦"功能，从身体内部温暖全身。正值年末，免不了常常聚餐，一定要少喝冷饮，多喝热汤。其次，要有意识地补充B族维生素、蛋白质、矿物质等营养物质，以提升代谢，高效地温暖身体。

◆保暖方法
以下介绍五种值得推荐的保暖方法：
1. 睡前拉伸肩胛骨和股关节周围的部位。
2. 按摩手指和脚趾前端。
3. 在腹部贴发热贴。
4. 往热饮中加肉桂粉。
5. 深呼吸。

秋冬之交　通过饮食和运动温暖身体，击退万病之源

12月

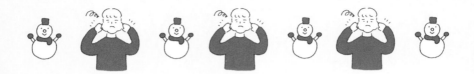

健康状态怎么样？指甲可以告诉你答案

指甲的异常状态其实反映了身体状况。不要放任不管，一定要弄清原因。

·指甲容易分层或断裂：常见于有贫血倾向、易体寒、易干燥、蛋白质不足、营养不均衡的人。

·指甲发白：常见于有贫血倾向、易体寒的人。肝和肾脏可能有疾病。

·指甲上有纵线：这种情况比较常见，可能会因为干燥、压力、睡眠不足、年龄增长等原因增多，也可能与外部压迫或遗传因素相关。

·指甲上有横线：可能是受指甲周围的湿疹等皮肤问题影响，也可能是营养不良、糖尿病、低钾血症的信号。

·指甲薄且外翻（凹甲）：可能是缺铁（缺铁性贫血）或维生素、甲状腺异常、慢性肠胃炎等疾病引起的。

·指甲如橡果般鼓起：甲状腺或心脏可能有异常。

·指甲增厚、发白：多见于脚指甲，可能是有脚气。

·指甲发绿：指甲不卫生或感染了绿脓杆菌。

坚持食疗方案的要点

改变习惯说来容易，实践起来却困难重重。在不断的失败中养成习惯，大约需要一个月的时间。

在此期间，可能会一不小心又过上不健康的生活，这时需要花时间调整饮食和睡眠，等待身体状态恢复。

暴饮暴食、摄入过量的热量和糖质时，多余的物质会形成脂肪，储存在体内，这个过程需要花费一两天。因此，如果连续两天暴饮暴食，确实会造成脂肪堆积。

为了避免脂肪堆积，身体需要花三天时间消耗多余的能量。例如，如果比平时多摄取了1000大卡，接下来的三天就要每天少摄入300 ～ 400大卡。

为了慰劳因不健康的生活习惯而疲劳的肝和肠胃，请注意食用抗炎食物和调理肠胃的食物。

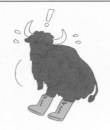

秋冬之交　通过饮食和运动温暖身体，击退万病之源

12月

用食疗和运动来迎接严冬

每天在卫生间进行十次下蹲和踮脚运动，
让健身和香料成为你的冬日习惯

一年即将结束，气温和气压变化频繁，每周的气温都比上一周低。如果你不耐寒冷、容易患感冒、体温不容易升高，这时就需要采取应对措施。

正值忙碌的年末，寒冷的天气让人不想多动，也抽不出时间锻炼身体。不妨回想一下，你最近运动了吗？一年中最冷的冬季，本应提升基础代谢能力，为身体保暖，但运动量降低，肌力下降，基础代谢无法提高。这种状态被称为"脾肾阳虚"。身体从内至外感到寒冷时，甚至会影响肠胃活动。真正的严冬即将到来，从现在开始做好准备，养成不惧严寒的体质吧！

本周的食疗方案建议摄入能保持肌肉力量、温中御寒的食物。请积极活动身体，可以制订运动计划，例如早上刷牙或做家务的时候进行踮脚运动、每次去卫生间的时候顺便做十次深蹲、早晨起床后做十次锻炼腹肌的动作等。

本周保健要点
浮肿

　　身体寒冷的时候，双脚必然会浮肿。在这里介绍一种能够改善浮肿的方法：首先在墙壁前仰卧，将臀部移到墙壁前的适当位置，双脚抬起，与上半身呈直角。这时脚可以靠在墙上。维持这个姿势五分钟即可。

12/1 ~ 12/7

◆ 本周推荐食物 ◆

咖喱粉

　　咖喱粉含有多种香料，有调理肝、改善体寒、减轻压力、杀菌抗炎等多种功效。

　　炖汤或做咖喱饭时，都可以用到咖喱粉。如果有剩菜，也可以加入咖喱粉，使其变成一份咖喱风味的菜肴。

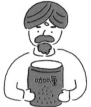

韭菜

　　韭菜含有抗菌作用较强的大蒜素，能够增强免疫力、提升维生素B_1的吸收率、强化身体的代谢功能，还可以改善体寒、预防疲劳。

　　韭菜的 β - 胡萝卜素的含量在所有蔬菜中数一数二，抗氧化作用较强，可以强化咽喉、鼻腔、眼睛、肠胃等部位的黏膜。

本周好汤
咖喱韭菜味噌汤

　　如果想改变体寒的体质，建议每天早晨饮用一碗味噌汤。在普通的味噌汤中加一勺咖喱粉，汤中的蔬菜选用韭菜，有助于预防感冒。

本周香草与香料
黑胡椒

　　黑胡椒中特有的胡椒碱能够帮助消化、抑制炎症、缓解疼痛、促进血液循环，促进能量代谢、缓解咽喉和鼻腔的不适症状，非常适合冬季食用。

◆黑胡椒的食用方法

　　黑胡椒是一种常见的家庭作料。用来炒菜、做味噌汤、煮锅物料理都很合适，能广泛用于各种菜肴中。

　　冬季日照时间缩短，血清素和内啡肽的分泌量减少。黑胡椒可以增加它们的分泌量，抚慰低落的心情。

秋冬之交　通过饮食和运动温暖身体，击退万病之源

12月

别让体寒恶化！
从内到外开展"保暖大作战"

体寒将导致连锁性不适症状，
保温性强的食物是绝佳帮手

　　这个时期，手脚冰冷的日子越来越多，外出的时候需要厚厚的围巾和外套。手腕、脚腕和脖子非常容易受凉，必须充分做好保暖准备再出门。中医将不耐寒的体质称为"脾肾阳虚"。这种体质的特征表现为腹部到指尖体温较低，常感到异常疲劳。此外，尿频、容易患膀胱炎、容易耳鸣、上午头脑和身体比较迟钝等症状也经常出现。这种体质的一个特征是容易衰老。为了健康地度过寒冬，一定要好好保暖。

　　本周的食疗方案建议食用能从内至外温暖身体、改善"脾肾阳虚"体质、减轻酒精带来的伤害、抗衰美容、预防感冒、增强身体防御能力，而且具有抗菌、抗氧化、抗糖、抗炎效果的食物。

本周保健要点
泡澡

　　将肩膀以下的部位浸泡在热水中，心脏承受的水压更大，能够促进血液循环，改善浮肿。

　　为了预防脱水，泡澡前请先喝一杯水，补充水分。在40摄氏度的热水中泡一会儿，然后出去冲洗身体，如此重复几次。建议将每次泡在水中的时长控制在3分钟左右。如果有心脏疾病或健康状况不佳，不建议泡澡。

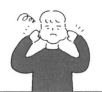

◆ **本周推荐食物** ◆

橄榄油

　　要想从身体内部温暖全身，建议食用保温性强的橄榄油。在热汤或平时常喝的热饮中少量添加橄榄油，就可以有效保暖。橄榄油具有强抗氧化作用，加热后也不容易氧化，非常适合用来制作热菜。顺便一提，如果是无须加热的沙拉或凉菜，建议使用富含欧米伽3脂肪酸的亚麻籽油。

　　口臭和口腔溃疡严重时，用橄榄油漱口可以抑制细菌繁殖。

西蓝花芽

　　西蓝花芽中的萝卜硫素能够去除活性氧、强化免疫力、有效抗菌、预防宿醉、预防感冒、抗衰。为了使萝卜硫素更容易被身体吸收，建议不要加热，直接洗净切碎食用。

　　西蓝花芽与各种料理都很搭，建议将切碎的西蓝花芽撒在豆腐、纳豆、腌菜或沙拉上食用。

本周好汤
南瓜洋葱豆乳汤

　　制作这道汤要用到南瓜和洋葱，这两种食物能改善血液循环、抗氧化、抗糖。将南瓜和洋葱切成方便食用的大小，放入水中煮熟，加入豆乳调味，淋上适量橄榄油，撒上西蓝花芽即可。

本周香草与香料
五香粉

　　五香粉的原料是花椒、肉桂、丁香、小茴香、八角。它能够提升新陈代谢、促进血液循环，还有抗菌的作用。

◆五香粉的使用方法

　　可以用来给汤调味，也可以用来腌渍肉类。五香粉香味独特，能使菜品瞬间变成地道中式风味，口味更佳。

秋冬之交　通过饮食和运动温暖身体，击退万病之源

12月

拒绝血管堵塞，追求畅快生活

血液流通不畅埋下不适的种子，
摄入富含维生素E的鱼子，改善血液循环

最近经常能在天气预报中听到"气压西高东低"这种说法，这是冬季来临的信号，也意味着一年即将结束。这个时期导致血液流通不畅的因素有很多，例如感觉冷时下意识用力、身体着凉、习惯性全身蜷缩等。

下面介绍几种血液循环的自检方法。请对镜观察自己的舌头背面是否存在两三厘米长的清晰的青色静脉。这里的血管在血液流通不畅时会格外突出。可以每天观察这个部位，来确认自己的血液流通情况。如果血管非常清晰，就说明体寒导致血液和淋巴循环恶化，无法顺利排出无用物质，身体浮肿严重，肠道蠕动慢，可能有毒素堆积在体内。如果情况继续恶化，可能会变成"脾肾阳虚"体质，进而出现易疲劳、头痛、痛经严重等症状。想必对严寒天气比较敏感的人都有这样的症状。

本周的食疗方案建议食用鱼子及小鱼，补充能促进血液循环的维生素E和能提升代谢的B族维生素。

本周中药
八味地黄丸

八味地黄丸能够温暖身体、促进水分代谢、保持体力。如果你在寒冷的环境中容易尿频、耳鸣、腰痛，这种中药能起到良好的作用。它还可以改善下肢痛、身体麻痹、眼花、皮肤瘙痒、排尿困难、尿不尽、浮肿以及轻微漏尿等症状。它也有助于缓解高血压造成的肩膀酸痛、头脑沉重等症状。

第3周

12/15 ～ 12/21

◆ 本周推荐食物 ◆

鳕鱼子

鳕鱼子富含能促进血液循环的维生素E，以及能缓解疲劳、改善体寒的B族维生素。而且冬季人体容易缺乏的维生素D的含量也很丰富。

鳕鱼子不仅可以用来做米饭的配菜，也可以用来做炖菜、凉拌菜和汤。食用鳕鱼子能够轻松补充冬季必需的营养物质，请一定要试试看。将酒糟和鳕鱼子搅拌均匀，腌渍一周左右，就可以轻松地做成一道美味的下饭小菜。

本周好汤
菠菜白萝卜鳕鱼子汤

这是一道保养肠胃的好汤。将白萝卜切成薄片，鳕鱼子去皮，菠菜切成段，与灰树花菌、姜丝一同放入水中煮熟。用酱油调味，撒上葱花即可出锅。

菠菜

菠菜营养价值丰富，富含具有抗氧化作用的β-胡萝卜素、维生素C和维生素E，还有丰富的铁以及能促进铁吸收的叶酸，可以改善因贫血产生的体寒、疲劳以及浮肿。

此外，菠菜中对眼睛有益的叶黄素含量丰富，能缓解眼睛疲劳。

本周香草与香料
辣椒粉

辣椒粉含有辣椒素，具有暖身的作用。不妨用辣椒粉做一道可以调理肠胃的辣味鳕鱼子。只要用辣椒粉、海带、木鱼花、甜酒腌渍鳕鱼子即可。

秋冬之交　通过饮食和运动温暖身体，击退万病之源

12月

驱散冷空气中的"寒邪"，享受辞旧迎新的日子

用营养价值高的应季食物，增强免疫力及代谢能力

本周将迎来一年中日照时间最短的冬至，这时保暖更加重要，一定要认真对待。

如果是体寒的人，交感神经处于优势地位，血管收缩，血液循环不佳，身体更容易浮肿，肠胃功能低下。这使得身体更容易感到疲劳，甚至会影响承担免疫功能的白细胞。好不容易盼来年末的假日，谁都不想在愉快的假期中出现胃胀、腿肿、皮肤干燥、免疫力低下、感冒等健康问题。寒冷的冬季是消耗"气"的时期，易疲劳、易感冒、体寒的人，在这个时期更容易受"寒邪"影响。

本周的食疗方案建议食用营养价值高的应季食物，提升代谢能力，以应对"寒邪"，为辞旧迎新做好准备。

本周精油
杜松子精油

杜松子能够改善血液循环和淋巴循环，缓解下肢浮肿、腰痛、肩膀僵硬、肌肉酸痛等症状，还能缓解疲劳。可以在手上倒足量按摩油，再滴一滴杜松子精油，用来按摩不适的部位。

12/22 ～ 12/28

◆ 本周推荐食物 ◆

水芹

    水芹是七草粥（用七种草本植物熬制的粥）的主料。食用水芹可以补充这个时期容易缺乏的膳食纤维，帮助疲劳的肠胃发挥功能。这段时间常吃水芹对健康大有裨益。

    水芹的香味成分能够促进血液循环、放松精神，具有解毒作用。水芹的叶酸、铁及维生素C的含量非常高，适合贫血的人食用。

白子

    这个时期很多人会买白子来做锅物料理，最常见的是鳕鱼、鲑鱼、河豚的白子，营养价值非常高。**白子富含冬季容易缺乏的维生素D，能够增强免疫力。**除此之外，白子中的蛋白质、B族维生素、维生素E、矿物质十分均衡，能够促进代谢、促进血液循环、温暖身体。需要特别注意的是，白子的嘌呤含量较高，尿酸高的人不宜过多食用。

本周好汤
水芹白子味噌汤

    日本北海道和青森地区的人常喝水芹白子味噌汤。具体做法是：在水芹味噌汤中加入洗净并切成适当大小的白子，煮熟即可。白子加热时间过长会失去奶油般的口感，只要煮约一分钟即可。

本周香草与香料
圣诞香料

    所谓圣诞香料，就是用肉桂、肉豆蔻、丁香、多香果、豆蔻制成的香料。最简单的食用方法是与可可粉混合，加入低聚糖，冲泡成热饮。它可以使身体从内至外暖和起来，促进血液循环，调理肠胃。

◆白子的处理方法

    在白子上撒食盐，静置片刻，用水洗掉外部的黏液，放入热水中煮一分钟。然后捞出，去掉白子上的筋与血管，再充分清洗一下，擦干水。如果对腥气敏感，可以用酒除去腥味。

◆什么是圣诞香料

    圣诞香料在中世纪的欧洲是一种非常珍贵的物品，原料需要从中国、印度、埃及、秘鲁等国家经长时间海运才能送到欧洲，只有在圣诞节这种重要的节日才会食用。常用于制作蛋糕等甜食，也可以用来冲泡香草茶或烹制肉类料理。

秋冬之交　通过饮食和运动温暖身体，击退万病之源

12月

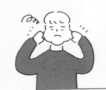

回顾12月

从珍爱自己的那一刻开始，每一年都会更健康

12月下旬，随着冬至到来，我们终于体会到真正的严寒。这个时期请积极运动，为身体制造充足的能量。正如12月第1周的内容提到的，进行深蹲等刺激大块肌肉的运动时，血液循环和代谢得以改善，浮肿也会随之减轻。张开双脚进行深蹲，还能充分拉伸容易堆积无用物质的腹股沟。

今年过得怎么样？记住今年各个时期感受到的不适，就能在明年的同一时期提前做好准备，不再重蹈覆辙，逐年减少影响健康的不利因素，让身体越来越健康。

·温暖身体：咖喱粉、橄榄油、鳕鱼子、菠菜。

·增强免疫力：韭菜、西蓝花芽、水芹、白子。

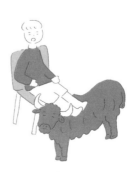

结语

拥有健康就拥有一切

你是不是认为健康是理所当然的状态？

我们常常把思考的重点放在令人开心的事、不得不做的事以及令人感觉忧郁的事上，却很少思考健康。只有身体出现不适时，我们才会将思考重点放回自己的身体上，后知后觉地感受到健康的珍贵。保持健康非常重要，也非常困难。在忙碌的生活中，我们常常忘记这个道理。

每天能吃到好吃的饭菜，能和喜欢的人交流感情，就是值得感恩的事情。

我认为拥有健康就拥有一切，你怎么看呢？

健康的身体胜于一切，只要身体健康，就有可能实现所有的梦想。如果健康状况不佳，实现梦想的可能性就会减少。

每个人都有很多梦想，有想做的事、想吃的东西、想去的地方、想看的风景。思考梦想的过程就是"生活"。在有限的生命中，能多完成一个梦想，都是莫大的幸福。

但身体不健康时，即便有梦想，也无法从容地实现。心理不健康时，我们甚至会失去梦想，丧失生活的意义。

身体健康和心理健康非常重要。

话虽如此，长久地保持健康并非易事。面对疾病，我们需要思考如何应对、如何理解以及今后如何避免。

凡事有始就有终。

在生命最后的日子里，即使周围的人全力协助，也有可能要承受痛苦。为了避免这样的事情发生，请保持健康的状态，尽量延长生命。

即便生病或者遇到挫折，也不要放弃追求健康。健康需要积累，要一点点地改变自己，让自己一天比一天健康。

本书包含传承千年的中医理论和最新的现代医学观点，对一年中的每个月的理解都以身体的基础知识为中心。有了一定的健康知识，就可以在必要时做出更好的选择。希望本书能在你追求健康时提供帮助，在你生活习惯紊乱的时候敲响警钟，让你保持适度的危机感。本书的目的并不是打着健康的旗号限制你的行为，而是希望通过每周的建议，帮助你选择与自己的生活方式更相近的健康饮食。

近年来，预防医学领域不断有新的成果诞生，今后也定会有更多具有划时代意义的新成果问世。请不要过于执着，综合比较各种信息，实践最适合自己的健康生活方式吧！

希望你能通过阅读本书走向健康的明天，创造美好的未来。

大久保爱

2021年4月